北京市卫生系统“215”高层次卫生技术人才队伍建设工程

老年医学项目

北京老年医院

老年跌倒及预防保健

Falls Syndrome and Its Prevention and Health Care in the Elderly

主　　编： 宋岳涛

编写人员： 宋岳涛　黄勇军

王进堂　冯泽昀

杨颖娜

中国协和医科大学出版社

图书在版编目（CIP）数据

老年跌倒及预防保健／宋岳涛主编．—北京：中国协和医科大学出版社，2012.3

ISBN 978－7－81136－643－3

Ⅰ．①老…　Ⅱ．①宋…　Ⅲ．①老年人－保健－基本知识　Ⅳ．①R161.7

中国版本图书馆 CIP 数据核字（2012）第 023782 号

老年跌倒及预防保健

主　　编：宋岳涛
责任编辑：吴桂梅　孙阳鹏

出版发行：中国协和医科大学出版社
（北京东单三条九号　邮编 100730　电话 65260378）
网　　址：www.pumcp.com
经　　销：新华书店总店北京发行所
印　　刷：北京佳艺恒彩印刷有限公司

开　　本：889×1194　1/32 开
印　　张：3.375
字　　数：50 千字
版　　次：2012 年3月第一版　2015年1月第四次印刷
定　　价：12.00 元

ISBN 978－7－81136－643－3

内容简介

本书的基本内容包括老年跌倒的概念、发病情况、危害、危险因素、易发人群以及如何防范跌倒、如何减轻跌倒时的损伤、怎样进行防跌倒的健康管理等共八个章节。在跌倒的健康管理一章中主要涉及个人、家庭、社区和医院如何进行老年跌倒的综合评估与健康管理。

前 言

跌倒是一种常见的老年病综合征。国内、外的研究表明，65 岁以上社区居民中，至少有 1/3 每年发生 1 次跌倒；女性 65～69 岁跌倒发生率为 30%，80 岁以上则高达 50%；男性略低，65 岁以上跌倒发生率为 13%，80 岁以上为 31%。这些老年人中约有一半反复发生跌倒，其中大约 10% 将导致严重后果，如髋关节骨折或其他骨折、硬膜下血肿、严重软组织损伤或颅脑损伤。跌倒随年龄增长而增加，女性更容易发生跌倒。事实上，身体衰弱、有肢体功能障碍却有一定活动能力的老年人跌倒发生率明显高于其他人群。

跌倒通常并不被认为是一种“病”，因此跌倒虽然频繁发生并有潜在的严重后果，但却经常被当作不重要的事情对待。错误的态度和方法包括仅治疗跌倒的后果如骨折、外伤等，却不去深究其跌倒发生的原因。已经证明，跌倒是活动受限、日常生活能力下降、住院和进入照料机构的独立危险因素，是老年人机体功能下降、某些急慢性疾病的非特异性表现，是“衰老”引起的一种意外伤害，也是导致老年人伤残的主要原因之一。因此，现代老年医学已经从病因、诊断、治疗、预防等方面把跌倒列为一种老年病综合征，与谵妄、痴呆、抑郁等并列。

跌倒通常是可以预防的。国外有研究表明，对跌倒危险因素进行多因素干预，可以最大减少 12/100 人月跌倒的发生，或者减少 30% ~40% 的风险。因此，预防跌倒是本书最大的初衷。

本书的编写是《北京市卫生系统“215”高层次卫生技术人才队伍建设工程》老年医学学科骨干培养项目成果之一。在编写过程中，得到北京老年医院老年病临床与康复研究所和卒中单元等同仁的大力支持，在此致以衷心的感谢和崇高的敬意！

北京老年医院　宋岳涛
2012 年 1 月

目 录

第一章　跌倒的概念

老年跌倒是老年人最常见的问题，也是一个公众的健康问题，即使是身体状况良好的老年人也容易跌倒，给老年人造成了巨大的身心伤害，严重影响老年人的生活质量。那么，如何定义老年跌倒一直是多年来争论的问题。

一般来讲，跌倒是指患者突发的、不自主的、非故意的体位改变，倒在地上或更低的平面上，按照国际疾病分类（ICD-10）对跌倒的分类，包括以下两类：①从一个平面至另一个（更低）平面的跌落；②同一平面的跌倒。

老年跌倒不仅是老年人的一种突发事件，而且是一种健康问题并发症或疾病，它是机体功能下降和机体老化过程的反映，是一些急慢性疾病的非特异性表现，是“衰老”造成意外伤害和导致老年人致残或致死的主要原因。跌倒的说法还有“摔跤”、“摔跟斗”和“绊倒”等概念。

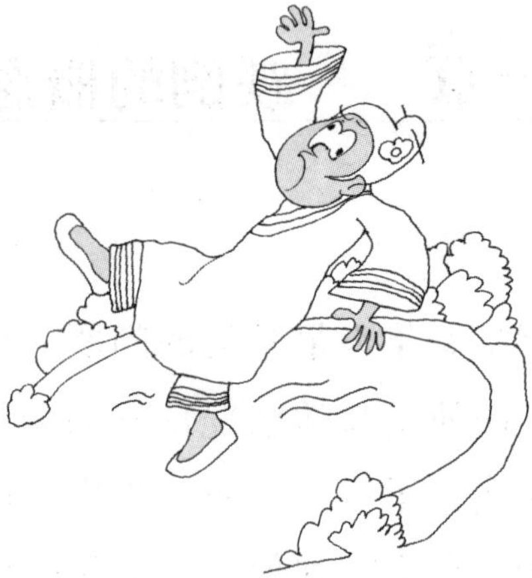

老年人由于骨质疏松骨脆性增加，跌倒时容易发生骨折，而且随增龄而急剧上升。据统计，80 ~ 84 岁跌倒者髋部骨折发生率是 60 ~ 64 岁年龄组的 100 倍，而且后果严重。

第二章 老年跌倒的发生情况

世界卫生组织（WHO）认为跌倒是老年人慢性致残的第三大原因，每年大约30%的65岁以上老年人发生过跌倒，15%发生2次以上，并伴有骨折、软组织损伤和脑部伤害等，不但影响患者身心健康和生活自理能力、增加家庭的痛苦和负担，而且会成为医疗纠纷的隐患，成为医患关系不和谐的因素。

一、国外老年跌倒发生情况

1. 2002年世界卫生组织报告，全球有39.1万人死于跌倒，其中60岁以上的人≥50%，70岁以上的人占40%；全社会人口的跌倒死亡率为4.7/10万，其中60～69岁、70～79岁及80岁以上的跌倒死亡率分别为9.1/10万、21.7/10万和107.8/10万。根据2008年美国疾控中心的数据显示，每18秒就有一个老年人因为跌倒而进入急救室。

2. 在发达国家，65 岁以上的老年人每年有28% ~35% 发生过跌倒，75 岁以上为 32% ~ 42%，80 岁以上高达 50%。在跌倒的老人中，40% ~ 70% 会引起伤害，10% ~ 11% 有严重伤害，5% 可造成骨折。在住院的老年人中，跌倒患者比遭受其他伤害的患者高出 5 倍之多，它已经成为老年人伤害死亡的第一原因。

3. 跌倒损伤康复后，20% ~ 30% 老年人引起身体机能下降，独立生活能力降低，甚至过早死亡。在美国，跌倒为老年人死因的第 6 位，占老年人意外死亡人数的 2/3，75 岁以上老年人意外死亡中跌倒占70%，跌倒医疗总费用每年超过 200 亿美元。

二、国内老年跌倒发生情况

在我国，≥65 岁社区老年居民中，有跌倒史的男性为 21% ~ 23%，女性为 43% ~ 44%。据研究资料显示，各地区跌倒发生率不尽相同，但都随年龄增加而增加，老年女性发生率高于男性。据推算，我国 60 岁以上的老年人每年因跌倒发生的伤害人数达到 2500 万，直接医疗费用超过 50 亿人民币。在北京海淀区，跌倒是老年人伤害死亡的首位原因。

三、北京市老年跌倒发生情况

在北京市崇文区调查1512位老年人12个月的跌倒史，有272人发生跌倒，发生率为18.0%，其中女性为20.1%，男性为14.9%，女性高于男性；60～、65～、70～、75～、80～、85～95岁年龄组跌倒发生率分别为14.5%、15.4%、19.5%、20.2%、23.1%和28.6%，随年龄的增长而增加。其中8.7%老年人因跌倒致伤，1.3%致骨折，5.5%致软组织损伤，35.7%因跌倒致日常生活活动减少，58.8%患跌倒恐惧，因此北京市社区老年人跌倒现状不容忽视。

第三章 老年跌倒的危害

一、躯体器质性伤害

22%~60%的老年人曾因跌倒而受伤，其中引起躯体严重器质性损伤的占10%~15%，重度软组织损伤占5%，包括关节积血、脱位、扭伤及血肿；骨折占5%，主要是髋部、肱骨外科颈及桡骨远端的骨折，还有脊柱的压缩性骨折等。损伤最严重的是髋部骨折，成为老年人首位伤害死因，髋部骨折的后果如下：6个月内死亡率为20%~25%；50%丧失独立生活能力；30%能恢复先前的移动水平；1/10髋部骨折是第二次；跌倒导致的髋部骨折需要昂贵的医疗费用＄14300，一次急性跌倒相关的每日住院花费＄1200。另外，跌倒所致的颅脑损伤，可直接导致死亡。老年人跌倒骨折的发生随增龄而急剧上升，据统计，80~

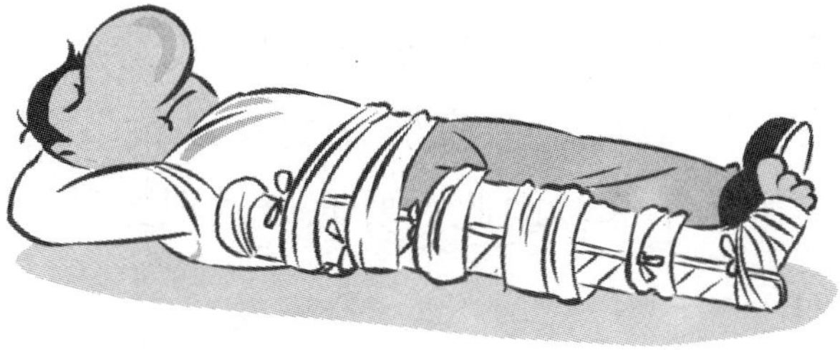

84 岁跌倒者髋部骨折发生率是 60 ~ 64 岁年龄组的 100 倍，而且后果严重。老年跌倒严重威胁着老年人的身心健康、日常生活及独立活动能力，给社会及家庭带来沉重的负担。

二、功能减退

俗话说，伤筋动骨 100 天。老年人跌倒后通常卧床或者伤残肢体制动很长一段时间，会因为失用等因素导致肌肉萎缩、骨质疏松，甚至关节挛缩等，将严重影响肢体功能，降低恢复后老人的活动能力，甚至过早死亡。

三、心理障碍

虽然一部分跌倒的老人并不引起躯体损伤，但跌倒给老年人带来极大的心理创伤。约有 50% 跌倒者对再次跌倒产生惧怕心理，因这种恐惧而避免活动者占跌倒的25%。因此，对跌倒的恐惧可以造成“跌倒－丧失信心－不敢活动－衰弱－更易跌倒”的恶性循环，甚至卧床不起。因此，要充分认识这种心理创伤的严重后果。

四、继发损害

如前所述，肌肉萎缩、骨质疏松、关节挛缩等将导致功能减退；而常见的还有压疮（又称褥疮）、肺炎、泌尿道感染等可能导致死亡。髋部骨折后3个月病死率为20%，死因常为长期卧床所致的肺部感染等并发症。即使渡过难关，很多病人将终生残疾。老年人跌倒总病死率比无跌倒的老年人高5倍，如跌倒后1小时仍不能站起来者，其病死率还要高1倍。85岁以上老年人死于跌倒的人数（147/10万）明显高于65岁以下者（1.5/10万）。有统计表明，跌倒造成的意外损伤是老年人死亡的第6位原因。

长期卧床并发症：压疮、骨脱钙/骨质疏松症、直立性低血压、肺部感染、血栓性静脉炎和栓塞、尿失禁、便秘和大便干燥、肌萎缩和关节挛缩。

五、经济负担

随着老年人口比例的增加，跌倒将对医疗服务体系造成更严重的经济冲击。

2000 年美国用于治疗老年人跌倒损伤的费用是 190 亿美元，估计到 2020 年会超过 320 亿美元。

2003 年英国 60～64 岁人群跌倒治疗费用是 30 万英镑/1 万人/年，75～79 岁人群的治疗费用增至 150 万英镑/1 万人/年。

2001 年澳大利亚用于老年人跌倒的医疗支出达到 8640 万澳元，估计 2021 年将达到 1.81 亿澳元。

目前，我国有老年人 1.3 亿，每年至少有 2000 万人发生 2500 万次跌倒，直接医疗费用在 50 亿元以上，社会代价约为 160～180 亿元。

1996 年 WHO 统计年鉴中，我国 60 岁以上人群跌倒死亡率位居前列，医院伤害急症中跌倒占 41.2%，居伤害原因的第 3 位。

北京城市社区调查显示，跌倒发生率为 18.0%，是老年人伤害的首位死因，医疗花费每次平均 209 元。

第四章 老年跌倒的危险因素

跌倒的原因是多方面的，在因跌倒而住院的老年人中，内在原因占45%，外在原因占39%，原因不明者为16%。人体的姿势稳定性取决于感觉器官、神经系统和骨骼肌肉系统功能的协调一致，任何一个系统功能的内在损害都可降低机体的稳定性，导致跌倒的发生。老年人由于各种功能衰退，对于外在环境因素的变化不能像中青年人那样能作出及时和足够的反应。因此，环境等外在因素在老年人跌倒发生中起一定作用，约有1/3跌倒者与此因素有关。70%以上的跌倒发生在家中，10%左右发生在楼梯上，下楼比上楼更多见。

第一节 身体因素

老年人随着年龄增长，维持肌肉骨骼运动系统的生理功能均有减退，造成步态的协调性、平衡的稳定性和肌肉力量下降。另外老年人视觉、听觉、前庭功能、本体感觉下降，判断外在环境的能力下降，加上活动越来越少，跌倒风险随之增大。

步态不稳将导致跌倒，老年人步态的基本特点是下肢肌肉收缩能力下降，脚跟着地、踝跖屈和屈膝等动作缓慢，伸髋不充分，摆动腿抬高的程度降低，行走时拖拉，故容易发生跌倒。美国老年人的跌倒率是日本老年居民的 4 倍，原因是美国人习惯采取久坐的

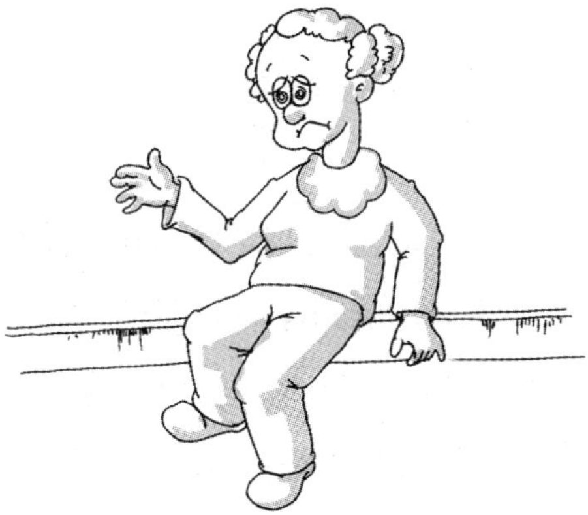

生活方式，易引起肌肉的萎缩老化和功能减弱，日本人习惯采用跪在地板上的生活方式和蹲厕，可保护股四头肌的力量故很少跌倒。

中枢和周围神经系统的控制能力下降，多数人的跌倒与中枢控制能力的下降、对比感觉降低、摇摆较大和躯体感觉较差以及反应时间延长和平衡功能被损害等有关。脑血管病后遗症老年人跌倒风险较高，正是由于神经系统控制能力降低造成的。

感觉信息的传入不正常，老年人表现为视力、视觉分辨能力下降；触觉下降；踝关节躯体感觉的传入通常与地球吸引力中心位置不吻合，多数跌倒者与低视觉分辨率有关。糖尿病后期周围神经炎时感觉异常，也容易导致跌倒发生。

第二节　病理因素

痴呆或精神病患者尤其容易发生跌倒。任何能导致步态不稳、肌肉功能减弱（如脑血管疾病、帕金森病、小脑综合征、神经疾病、肌病、骨关节炎等）或晕厥前期状态、晕厥的急慢性疾病（如主动脉供血不足、心律失常、直立性低血压、血管迷走神经性晕厥、败血症、代谢紊乱、肿瘤等）都可能导致跌倒的发生。患有神经系统疾病（如眩晕、偏瘫、癫痫、老年痴呆等）和影响运动与平衡的骨科疾病（如严重的关节炎、颈椎病、肌力减退、石膏管型、腋杖、假肢等）的患者也易发生跌倒。另外，眼部疾病如白内障、青光眼、黄斑变性、偏盲和其他疾病如风湿病、骨质疏松，足部疾病，贫血、虚弱、脱水、低氧血症、电解质紊乱等均是老年跌倒相关的病理因素。

老年人由于脑循环自主调节功能减退和颈动脉、椎动脉粥样硬化，在患急性病和慢性病恶化时，比中青年人更容易发生跌倒。心律失常是引起老年人跌倒的常见原因之一，突发的快速或缓慢性心律失常可通过降低心排出量和脑灌注量而导致跌倒。老年人轻中度心衰在静息时无症状，而在活动时因心排出量不能满足机体的需要，出现气促、心悸、站立不稳而跌倒。各种休克、低血压都可引起跌倒。直立性低血压是导致跌倒的常见原因之一，其特点是直立时因血压下降而出现头晕、共济失调而跌倒，平卧位时症状消失。由于老年人关节僵硬，不能正常坐立，起床及久坐后站立时，常因体位改变导致大脑供血不足，从而头晕站立不稳而跌倒。急性心肌梗死可因严重心律失常或低血压而发生跌倒。上消化道出血由于急性失血和休克引起跌倒。老年人某些感染以跌倒发作为首发症状。

第三节 心理因素

自信心和跌倒时的情绪是影响老年人跌倒的重要心理因素。一方面老年人个性好强，常有不服老和不愿麻烦别人的心理，对一些力所不能及的事情，也要自己尝试去做，这会增加老年人跌倒的概率。另一方面害怕跌倒的心理，又限制了老年人的活动，降低活动能力并导致功能缺陷，跌倒的危险性随之升高。

跌倒可反复发生，形成“跌倒－丧失信心－更容易跌倒”的恶性循环。研究发现：既往跌倒史是预测跌倒发生最强的因素。沮丧、焦虑心理可削减老年人对自己、环境和其他人的注意力，从而增加跌倒的机会。对于跌倒的重视不够也是导致跌倒的原因之一。有研究表明：虽然老年人接受了预防跌倒的教育，但是大多数调查对象觉得跌倒和自己无关。男性和女性对待跌倒的看法有所不同，国外的一项研究发现：男女性对于跌倒风险的界定不同，这影响他们对预防跌倒所采取的行动。老年男性在对待跌倒的问题上，认为自己是理智的、有责任感的。但是老年女性对待跌倒更趋向于责备自己或其他人。

第四节　药物因素

药物是引起老年人跌倒的另一重要原因。巴比妥类可使老年人发生夜间和次晨跌倒，长效苯二氮䓬类（硝西泮等）通过损害精神性运动功能而导致跌倒，长效降糖药引起低血糖而诱发跌倒。直立性低血压在老年人很常见，许多病人能很好地适应，基本上无症状，然而，在使用巴比妥类、酚噻嗪类、苯二氮䓬类、三环类抗抑郁药、降压药等情况下，很容易诱发头晕和跌倒。

有研究表明，服用多种药物可增加跌倒风险。事实上，老年人常常由于合并多种疾病而大多服用数种药物，并且通常同时服用如降压药、降糖药及镇静安眠药等单个就可能诱发跌倒的药物。老年人如何在复杂的服药情况下防范跌倒，是相当棘手的问题。

药物因素与老年人跌倒的关联强度表

药物	精神类药物	抗高血压药	降糖药	使用四种以上的药物
关联强度	强	弱	弱	强

药物副作用：服用下列药物的老年人应注意的副作用

安眠药	头晕
镇痛药	神志不清
镇静药	头晕、视物模糊
降压药	疲倦、低血压（药物过量时）
降糖药	低血压（药物过量时）
抗感冒药	嗜睡

第五节　社会因素

随着科学技术的发展和进步，人类抵御自然灾害的能力不断增强，自然环境对人心理的影响就相对减少。而诸如衰老、疾病、遗传等生理因素，社会变迁、工作变动、职位升降、婚恋状况、家庭关系、经济收入等社会因素对人心理的影响却越来越大，已经成为影响人心理的主要因素。而如前所述心理问题如沮丧、焦虑心理可削减老年人对自己、环境和其他人的注意力，从而增加跌倒的机会，老年人与社会的交往较少也是跌倒的社会因素。

第六节 环境因素

常见的环境危险因素有三类：①物体绊倒、地面光滑、光线晦暗、携带较重物品等；②穿拖鞋或不合适的鞋裤；③家具摆设不当、床铺过高过低、坐椅过软过低等因素使老年人使用困难而促使跌倒。对于社区居住的老年人，环境不熟悉、地板潮湿或打蜡、地面高低不平、跨越障碍物、灯光照明不好、楼梯没扶手、鞋子不合适、椅子或马桶的高度不合适等是引起跌倒的危险因素。跌倒多发生在浴室、变换体位、运动、站立小便时。

环境因素危险性的大小取决于下述因素：①老年人残疾的程度：对于举步困难的老年人，起拱的地毯就成为重要的环境危险因素；对于极为衰弱的老年人来讲，即使在较小危险因素（长裤腿和尺码不合脚的鞋）也容易发生跌倒；②对环境因素有无体验，这是决定危险程度的一个重要方面。这主要取决于对环境的熟悉度以及对相应的环境有无针对性的练习。平常不上、下楼梯的老年人在上、下楼梯时（往往是楼梯的最初或最后几步）可能成为重要的危险因素；而经常上下楼梯的老年人，这种危险性相对小。实际上，大多数跌倒是发生在经常经历的、危险性相对小的日常生活活动中，如站立、行走、穿衣、上下床椅、如厕、做饭、沐浴等；只有少数跌倒是发生在有危险的活动中，如爬梯子、搬重物、参加竞技活动等，因为这类活动本身较少，并且在从事这类活动时往往都比较小心谨慎，可以说从主、客观均减少跌倒发生的可能。

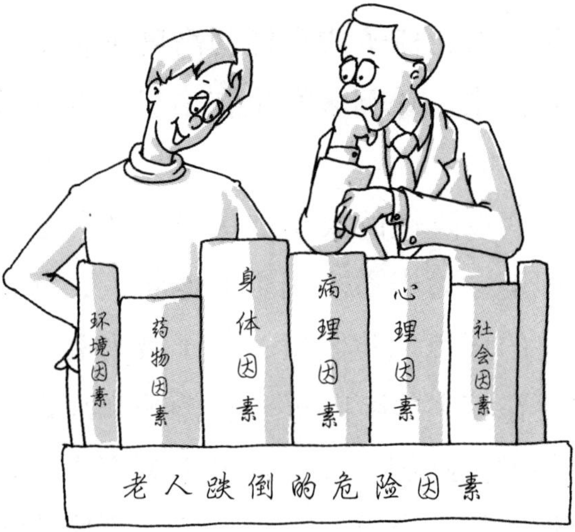
环境因素
药物因素
身体因素
病理因素
心理因素
社会因素
老人跌倒的危险因素

老年人日常生活中常见环境危险因素表

名称	常见的危险因素
灯	灯光过暗、过于刺眼或不柔和
地板	地面光滑、松散易活动的地毯、翘起的地毯边缘、地面洒落液体
通道	过高的门槛、通道阻塞、穿过通道的绳索、宠物带来的伤害
家具	椅子低矮、床面过低或过高、家具晃动
楼梯与梯子	楼梯没扶手或扶手不合适，楼梯台阶界限模糊、没有对比台阶面太窄，楼梯过陡，楼梯内堆放物品，让注意力分散的环境，使用直梯或人字形折梯
卫生间	淋浴间、浴缸、洗手池和马桶周围缺少扶手，淋浴间凹壁上的铁架，马桶过低，户外厕所，滑的地面
厨房	无良好的通风设备，蒸气和烟使人眼睛变模糊
客厅	沙发或椅子过低，堆放过多的物品，家具不稳或凌乱
卧室	电灯开关位置不合适，使用的助行器不在下床前可够得着的地方
室外	泥泞、过滑、过陡、阻塞或不平的路，坡道，阶梯通道台阶或人行道缺乏修缮、不平、有裂缝 交通信号循环周期过短，路面行人、自行车过多、拥挤 天气因素：如落叶、积雪、结冰和下雨 缺乏休息的活动场所，使用不安全的垃圾桶

第五章 哪些老年人容易发生跌倒

第一节 老年人跌倒的常见原因

常见原因如下：

1．65 岁以上。

2．一年内曾经跌倒过。

3．步态不稳。

4．服用影响意识或活动的药物如：利尿剂、镇定安眠剂、降糖药、心血管药物、缓泻剂等。

5．意识障碍（失去定向感、躁动、混乱等）。

6．睡眠障碍。

7．贫血或直立性低血压。

8．营养不良、头晕或腹泻、身体虚弱无力。

9．视力受损。

10．肢体障碍，行动不便。

11. 尿失禁。

第二节　几种容易发生跌倒的老年人

一、患有某些疾病的老年人

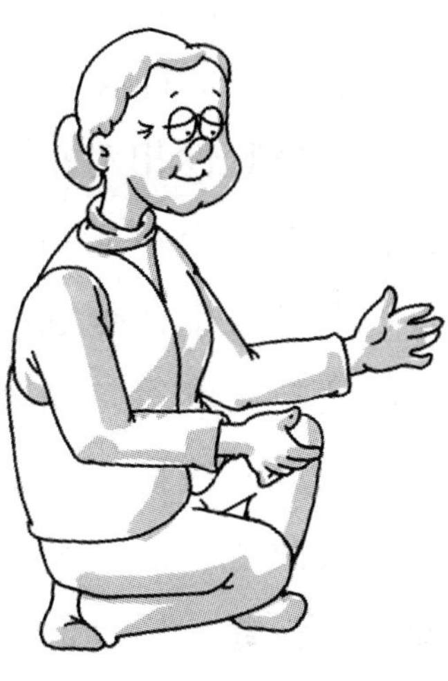

凡是能导致步态不稳、肌肉功能减弱（如脑血管疾病、帕金森病、小脑综合征、神经疾病、肌病、骨关节炎等）或晕厥前期状态、晕厥的急慢性疾病（如主动脉供血不足、心律失常、体位性低血压、血管迷走神经性晕厥、败血症、代谢紊乱、肿瘤等）都可能导致跌倒的发生。痴呆或是精神病患者尤其容易发生跌倒。

二、尚有一定活动能力的残疾老人

跌倒常发生于有一定活动能力的残疾老人，对于残疾较重、活动能力严重受损或残疾较轻活动能力受损较小者跌倒发生率明显降低。这是因为残疾较重者活动受限而独立活动相对较少，残疾较轻者跌倒风险本身较低，相比较之下，他们跌倒发生的概率自然就降低了。

三、活动时比较急躁的老年人

毫无疑问，绝大多数跌倒都是在活动过程中发生的。而且，如前文所说，大多数跌倒是发生在经常经历的、危险性相对小的日常生活活动中，如站立、行走、穿衣、上下床椅、如厕、做饭、沐浴等；只有少数跌倒是发生在有危险的活动中，如爬梯子、搬重物、参加竞技活动等。从事日常生活活动时，由于驾轻就熟，完成时往往凭借惯性思维，较少注意活动过程中的细节改变，而就是这些细节上的变动很可能是跌倒的罪魁祸首。活动时精力不集中、焦虑或抑郁情绪改变活动节奏，出现变故时容易手忙脚乱是常见的原因。因此老年人活动时最好按部就班，把握节奏，不要因为着急而加快，也不要刻意求慢、求稳，否则很容易出现跌倒情况。

四、看护不周的老年人

适当的看护能有效降低跌倒的发生。除了看护人员的直接帮助可以避免跌倒的发生，减轻跌倒的损害外，在有人看护的条件下，老年人的活动更有信心，避免担心、恐惧、慌乱等导致的跌倒。

另外，看护人员对跌倒及其防范知识的了解程度直接影响到防跌倒的作用。有经验的看护人员能让老人在相对安全的环境下活动，并且在必要时给予身体、心理上的支持，有效减少跌倒的发生。

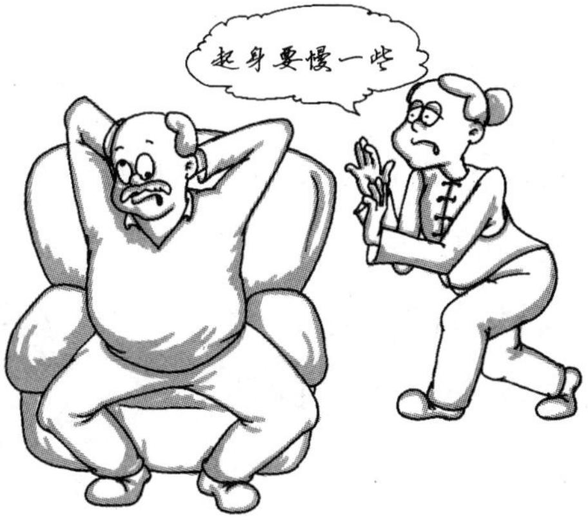

第六章 老年跌倒的预防

第一节 合理行动

一、量力而行

老年人应该了解自己的活动能力，有益的做法是要评估自己跌倒的风险。

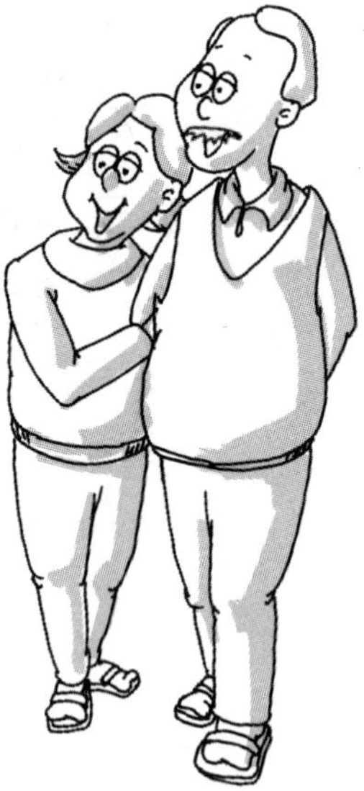

根据跌倒风险的大小，合理安排自己能够安全进行的活动，不要勉强从事自己做不到的动作。能够走 50 米不一定能走 60 米。

需要借助辅助器械（如各种类型的拐杖、助步器、轮椅、眼镜、髋部保护装置以及避免长时间平卧的报警装置等）时不要弃之不用。

不能独力活动就不要放弃旁人的帮助——甚至千万不要去尝试。

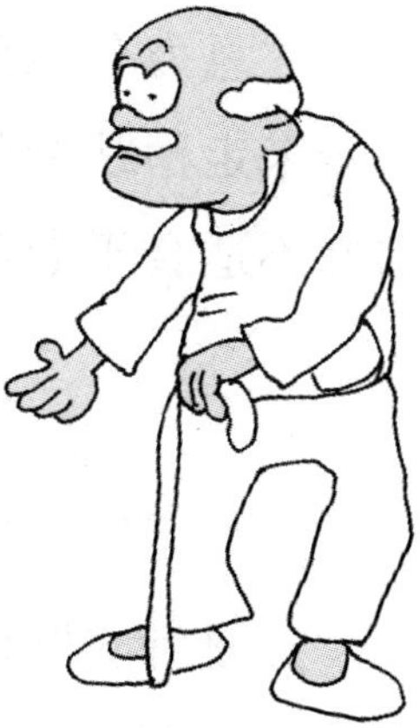

二、三思而行

光知道自己的活动能力还不够，老年人在活动之前一定要有充分的防跌倒准备。自己需要干什么，一定要事先想好，并制定好行动的计划，做到心中有数。这对于活动能力明显受损的老年人尤其重要。需要考虑活动的目的、方式方法，活动过程中有无可能导致跌倒的危险因素，可能的应对措施，如果发生跌倒该如何求助等。虽然繁琐，但能够最大限度地降低跌倒的风险，减轻跌倒的损害，并在可能跌倒时得到及时救助。

三、谨慎而行

“宁停三分、不抢一秒”，这是借于交通安全的警句，对于防跌倒同样是至理名言。焦虑、紧张、忙乱绝对是防跌倒的大敌。老年人活动时一定要不急不躁，按照事先的安排与计划，按顺序逐一完成，并且要专注，注意力分散的时候可能就会有跌倒发生的危险；一步未走稳跌倒就可能导致严重损伤。争分夺秒的热情并不适合于老年人。

第二节　增强体质

这是针对跌倒的危险因素，从根本上防范跌倒的发生。所谓对内主要是增加肌肉力量，增强骨骼即防治骨质疏松，改善平衡功能及提高步态稳定性，治疗身心疾病，合理用药等。使身体处于良好状态，从源头上减少跌倒发生的可能。所谓对外，一是选择合适的鞋子和助行装置，二是对居住、出行环境的适应与改造，降低跌倒的潜在威胁。

一、体育锻炼

体育锻炼有助于增加肌力，防止骨钙流失，增强骨骼及韧带强度，并且可以改善平衡及步态。一定强度的负重运动，如散步、慢跑、太极拳等有利于促进新骨质的形成，增强肌肉力量、改善柔韧性和平衡能力，使步态稳定、行动灵活、提高反应能力，从而降

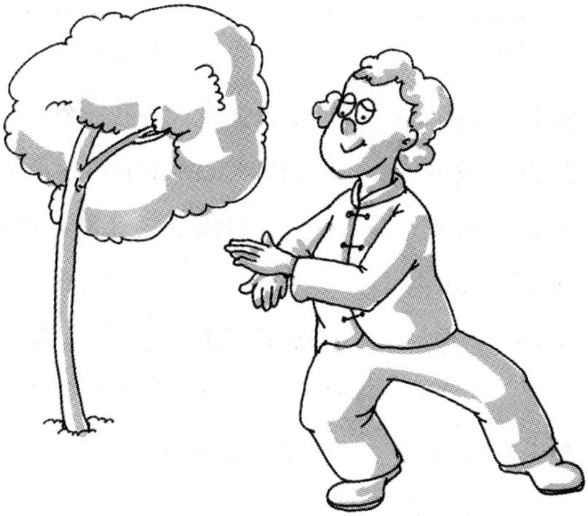

低跌倒的概率。

当然体育锻炼的实施必须基于对个体状况的充分评估，量力而行，因人而异。对于某些身体脆弱、有严重疾病的老年人制定活动计划一定要科学谨慎，避免活动不当导致伤害。近年有众多研究和荟萃分析提示太极拳可能对于改善平衡能力及降低跌倒有用。另外尚有专门增加肌力或平衡能力的健身操，老年人可酌情选用适合自己的锻炼方式。

体育锻炼的类型分为四类，详见下表。

体育锻炼类型

类型	活动内容	注意事项
耐力运动（有氧运动）	步行、慢跑、跳舞、骑车、游泳、园艺、郊游、家务劳动、购物 5～7天/周，≥30分钟/天	（1）中等强度，自我感到心率加快（达到最大心率的60%～70%）、呼吸变急、身体变热（消耗热量100～200千卡/天）；不应有头晕眼花或胸痛症状，不应感到气促粗短 （2）根据具体情况调整活动，避免严寒、酷暑和污染重的时间段去锻炼 （3）运动前后分别准备或放松5～10分钟 （4）运动时补水，需要时补糖 （5）必要时佩带安全保护装置 （6）疾病状态下运动要适量
力量运动	哑铃、沙袋、弹力带和拉力器，上下楼梯等 至少2次/周	（1）保持正常呼吸，肌肉用力时呼气，肌肉松弛时吸气 （2）避免憋气和过分用力，防意外 （3）以不引起疼痛为宜 （4）出现疲劳、关节痛和肌肉局部痛不能恢复者应去看医生 （5）关节活动度受限者应控制锻炼关节的屈伸范围

续　表

类型	活动内容	注意事项
平衡和协调性锻炼	单脚站立、踮脚走路、搬抬重物、变换体位	（1）运动中体位不宜变换太快，以免发生直立性低血压 （2）锻炼初期可借助桌椅或他人的帮助
灵活和柔韧性锻炼	进行各个关节的活动度训练，如广播操和太极拳等	（1）动作应柔和、缓慢，活动范围适度，避免剧烈动作和体位变换过快 （2）开始练习时关节的屈伸可有轻度不适感。若发生疼痛，应减小活动力度和范围或停止

平衡体操做法如下。每节体操重复做 10 次。

第一节：①先用一条腿站立然后用另一条腿站立可用手指支撑；②重复上述体操，每条腿站立时间为从 1 数到 10；③重复上述体操，每条腿站立时间为从 1 数到 20。

第二节：①坐在餐椅上，向左转然后向右转；②重复上述体操，手臂外展；③用右手碰到左足然后用左手碰到右足。

第三节：坐着从地上拾物体举起，然后放回到地面。

第四节：①站着从桌上慢慢地拿起物体放在椅子上然后再放回到桌子上；②重复上述体操，但是这一次是把物体慢慢地放到地面上。

二、合理膳食

合理的膳食，补充适量的蛋白质、钙剂及维生素D，可以防治肌肉萎缩，增加肌力，同时防治骨质疏松。

1. 含钙高的食品：鲜奶、带有骨的鱼类、乳制品、大豆、豆制品、芝麻酱、海带和虾米等。

2. 富含维生素D的食品：禽，蛋，肝，鱼肝油，鲑鱼、金枪鱼、鳗鱼和鲨丁鱼等鱼类，木耳和香菇等菌类。

第三节　防治疾病

一、防治骨质疏松

骨质疏松症就是老年人跌倒后易发生骨折最主要

和最常见的原因，是一种随年龄增长而发生的骨骼退化性疾病，预防和治疗骨质疏松症也是降低骨折风险的关键。最新研究表明，发生骨质疏松性骨折的危险因素包括：年龄、性别、髋部的骨密度、>50岁的骨折史、低身体质量指数、父母的髋骨骨折史、慢性皮质类固醇使用史，吸烟及饮酒、风湿性关节炎以及与骨质疏松症紧密相关的其他疾病，如1型糖尿病（胰岛素依赖性）、成骨不全症、未经治疗的长期甲状腺功能亢进、性腺功能减退或过早绝经、慢性营养不良或吸收不良以及慢性肝脏疾病。具有上述危险因素的老年人应当更积极地开始骨质疏松防治措施。

除上述体育锻炼、膳食补充可防治骨质疏松外，充足的阳光有助于预防老年人维生素D缺乏而达到预防骨质疏松的作用。另外改善不良生活方式，治疗相关疾病意义同样重大。

二、治疗身心疾病

许多疾病如眼部疾病（老年性色素沉着、白内障和青光眼等）、足部疾病（鸡眼、胼胝、趾囊炎和趾甲疾患等）、肌肉骨骼系统疾病（骨性关节炎、风湿与类风湿性关节炎、急性软组织损伤）、外周神经系统疾病、直立性低血压、前庭功能退化、脑疾患（脑卒中、小脑共济功能失调、帕金森综合征）、精神疾患（痴呆、抑郁和躁狂）、尿便失禁、发作性眩晕和严重的心理疾患等都可引发老年跌倒，老年人不应讳疾忌医，应积极治疗有关的疾病。老年人一旦发生跌倒，不管损伤轻重，一般都应到老年医疗机构接受老年综合评估，尽可能确诊跌倒发生的原因，尽早进行身心疾病的治疗，减少或防止反复跌倒的发生。

第四节　规范用药

凡是能够引起跌倒的药物老年人尽量不用或慎用，或尽可能减少药物的使用剂量。患有慢性疾病的老年

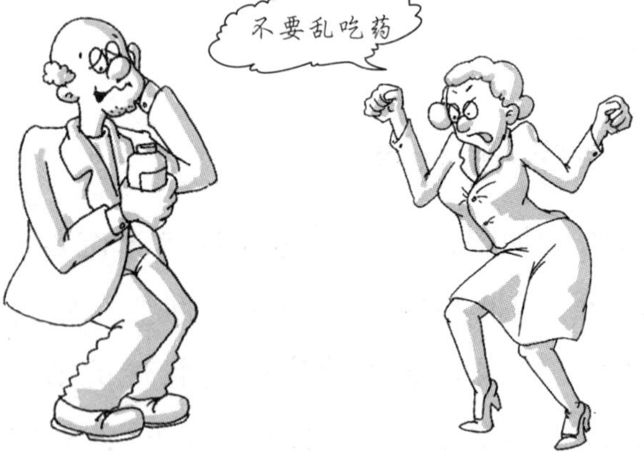

人应该定期请医生进行使用药物的评估，优先选择对中枢神经系统副作用较少和不会引起直立性低血压的药物，使剂量减少到最低有效剂量。对于抗精神病类的药物更应慎用，如有可能尽量使用非药物治疗。

第五节　求安便利

- 老人服用镇静、安眠药时，在其未完全清醒时最好不要下床活动。
- 嗜酒的老人，不能饮酒过量。
- 上下楼梯要用扶手，转身/头时动作要慢。
- 厕所最好用坐厕。
- 晚上在床旁使用便器小便。
- 电话、电源开关、手杖、常用器具应放置在方便取用的地方。

老年人体力活动基本原则：

- 要使运动锻炼成为每天生活的一部分。
- 参加运动前应进行健康和体质评估，以后定期做医学检查和随访。
- 运动锻炼可以体现在每日生活的各种体力活动中。

- 运动量应以体能和健康状态为基础，量力而行，循序渐进。
- 提倡有组织的集体运动锻炼。

生活方式：

1．对服用镇静、安眠药的老人，在其未完全清醒时，最好不要下床活动；对于嗜酒的老人，应劝其不要饮酒。

2．老年人上下楼梯都要扶扶手，转身、转头时动作一定要慢。厕所最好使用坐厕而不要使用蹲厕。

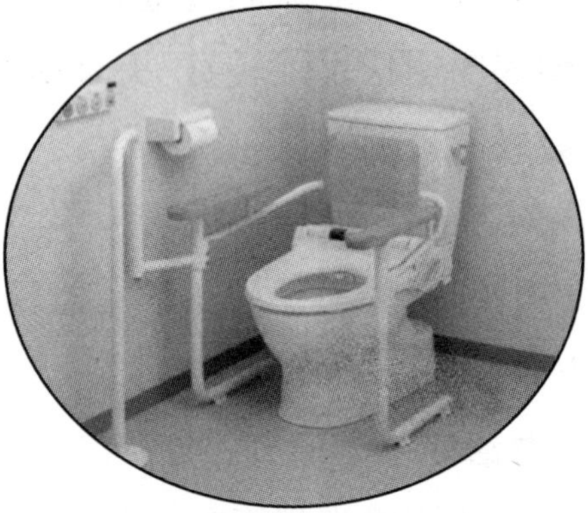

3．晚上在床旁使用便器小便，起床时动作应缓慢或扶床沿或有人搀扶。

生活起居要做到三个半分钟：

*睡觉醒来不要马上起床，先在床上躺半分钟。

* 起来后在床上再坐半分钟。
* 两条腿下垂在床沿上等半分钟再下床。

第六节　居家安全

1. 门及走道：门宽 80～90cm，走道宽 85cm 以上，若用玻璃落地窗式的门须用强化玻璃以免撞破伤害，保留走道通顺，防止障碍物引起跌倒。去除不必要的门槛或阶梯，方便老人及轮椅进出。

2. 地板和扶手：地板材质应防滑，室内空间地板都应在同一平面，如有高低差距应以明显的颜色或斜坡来区分，地板保持清洁干燥，扶手可装置在一般的走道、厕所、楼梯斜坡上；避免地板打蜡，维持干燥，避免湿滑。

3. 楼梯的设计须采用防滑处理，应有夜灯照明装置，阶梯高度小于 16cm，深度大于 27cm。楼梯双侧装置扶手，阶梯移除块状地毯。

4. 家具避免使用床栏（无法下床卧床者需使用床栏，注意床栏的维护及完整性），床旁加铺软垫，桌面的高度（高于 60cm），桌缘桌角修成圆弧形，椅子须有椅背及扶手，高度以坐姿膝关节 90°为原则。

5. 浴室可装置扶手方便病患使用，对于体力不支不能长久站立的老年人可坐在洗澡椅洗澡（图B）。门应采用外开式，浴室地板应采用防滑措施。马桶高度一般以42～45cm（图A）为宜，但对于下蹲和站立困难的老年人可用马桶增高垫以增加马桶的高度（图C）。轮椅应能移动进入洗脸槽下，热水温度应小于40℃，冷热水龙头应以颜色区分清楚。

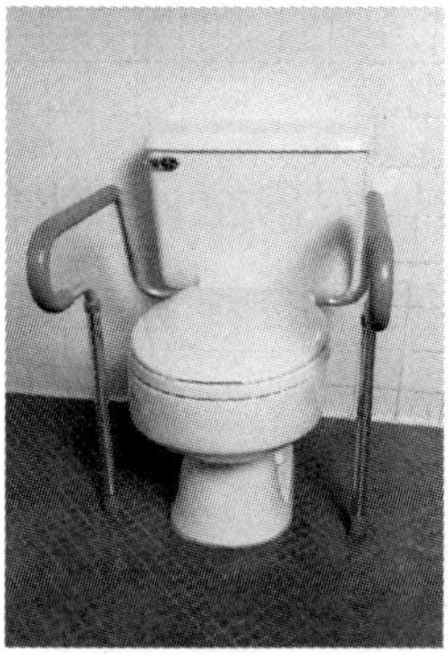
A

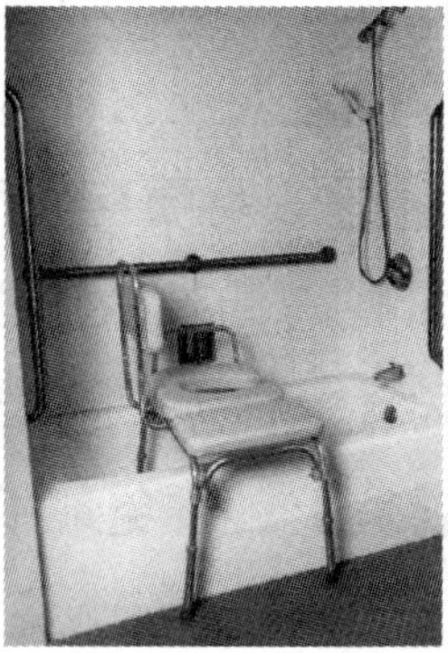
B

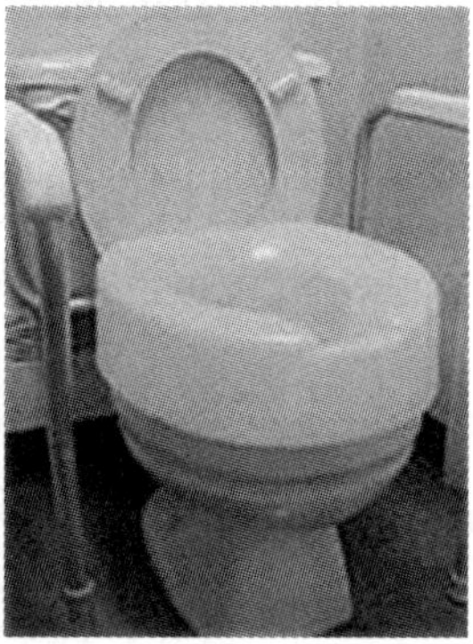
C

6. 其他：尽量让老人住在楼下，减少上下楼梯之不便；告诉家属药物的副作用，老人服用降血压、镇定安眠药时要注意“直立性低血压”，避免姿势改变引起跌倒。注意轮椅或助行器的连接部位是否松脱或有东西粘连。

7. 光线充足，避免眩光，夜间应保持通道明亮，床旁安装应急灯具；茶杯、眼镜等常用物品要放在方便取用的地方。

第七节　适 当 助 行

一、使用关节保护装置

髋部保护装置在跌倒发生时会起到缓冲作用，从而减少骨折的可能性，减少跌倒所致的损伤。

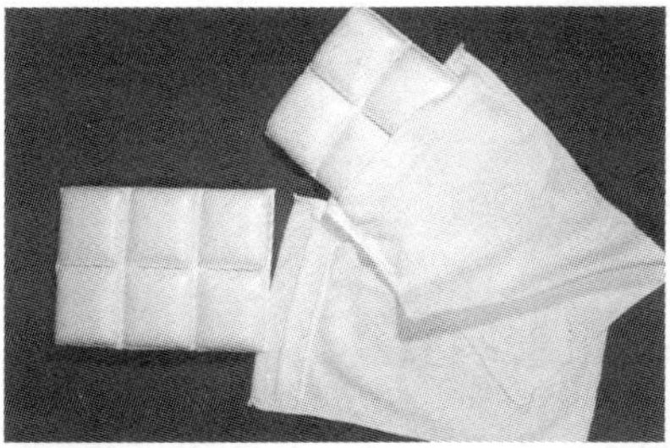
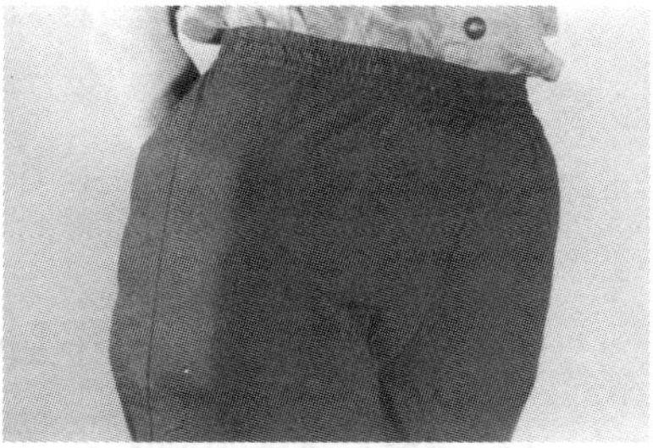
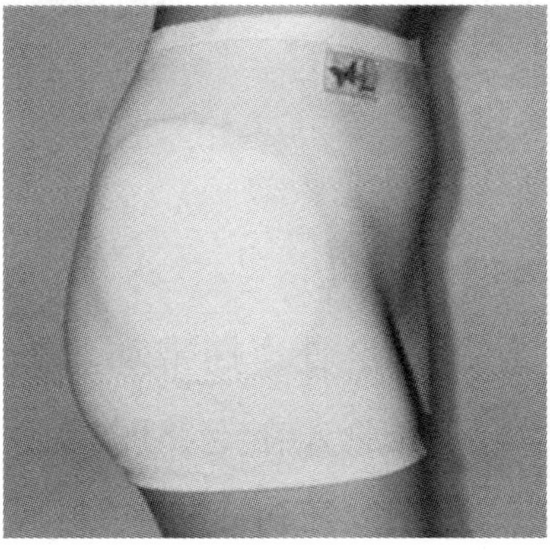
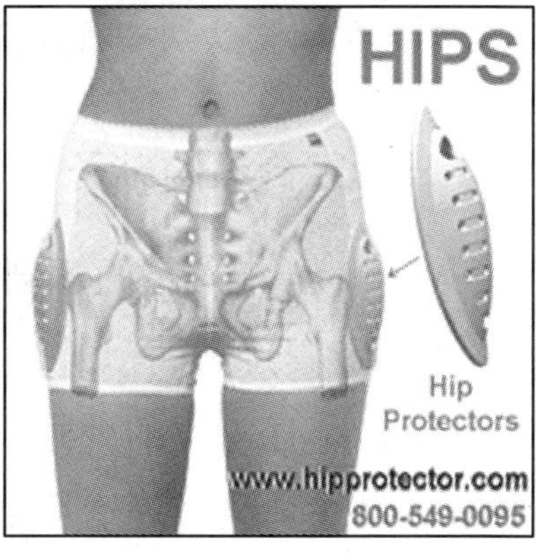

二、佩戴合适的眼镜与报警装置

（一）要佩戴合适的眼镜，建议配两副眼镜

1. 日常生活中佩戴的眼镜。
2. 看书、报纸、杂志时佩戴的眼镜。

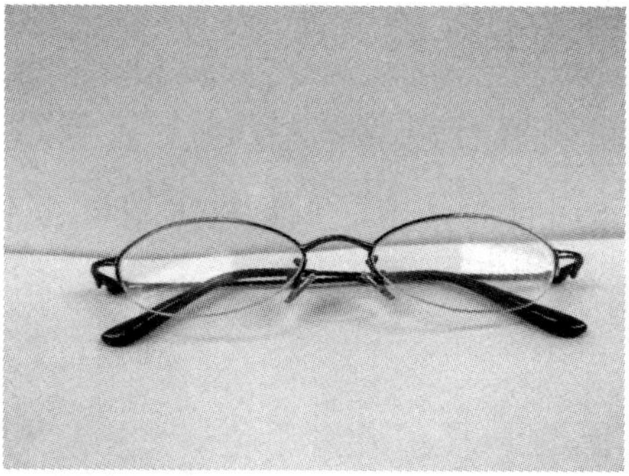

（二）避免长时间平卧的报警装置

1. 带在身上的报警装置。
2. 在居室中安装的报警装置。

三、穿合适的鞋子

（一）老年人足的解剖生理特点

健康人的脚底有足弓，它是由足骨、韧带和肌肉组成的，具有一定的弹性，可以避免人在走路时产生疼痛；此外，足弓还有吸收、缓冲人在行走时对大脑

的震荡作用，减少脑部遭受损伤。但是，由于老年人随着年龄的增长，足部肌肉、韧带也会出现退化，肌肉的力量也会随之减弱，足弓的弹性逐步丧失。

（二）老年人应穿什么样的鞋

老年人应穿对足有保护作用的鞋，一般讲老年人穿的鞋应具备以下五点：

1. 合脚：既不要太大，也不要太小，应避免穿高跟鞋或中跟鞋，运动时应穿软底运动鞋。

2. 保暖性好：老年人脚部表层降到 15℃ 以下，就容易引起上呼吸道感染等疾病；脚温低于 0℃ 时，就会造成冻伤。脚温应保持在 28 ~ 32℃之间。

3. 透气性好：老人穿鞋的脚，皮肤湿气散发量为每 12 小时 15 ~ 40 克，若湿气滞留在鞋内超过 4 ~ 5 个小时后，脚部越潮湿，散失的热量就越多，进而就易导致着凉和感冒。

4. 防滑性好：老年人穿的鞋鞋底应有纹理防止打滑，最好穿布底鞋，“千层底”更佳。体重超重的老人，应将后跟适当垫高，以维护足弓姿势。

5. 轻便柔软：老人最好穿轻便、柔软的鞋，特别是走远道时最好穿旅游鞋、健身鞋、休闲鞋或布鞋，因为这些鞋仅为皮鞋的一半重。

（三）老年人选鞋的原则

对于老年人而言，鞋在保持其躯体的稳定性方面具有十分重要的作用。老年人应尽量避免穿高跟鞋、平底鞋、鞋底过于柔软以及穿着时易于滑倒的鞋。老年人选鞋的原则是：

1. 较高的鞋帮：较高的鞋帮（图 A）对踝部的支持和包裹有助于预防踝部扭伤。行动稳定性较差的老年人最好穿鞋帮有一定高度和稳固性好的鞋。

2. 适当的鞋后跟：老年人尽量避免穿高跟鞋，因为高跟鞋会影响重心位置的改变，从而增加行走时足部姿势的不稳定性，导致跌倒发生。无跟的平底鞋，定向转动性最大，也就是稳定性最差，也不宜穿。所以，老年人应该穿有一定后跟的鞋，鞋跟高度以1.5～2cm 为宜（图 B）。

3. 倾斜的后跟：约 10°（图 C）。后跟无倾斜的鞋与地面接触面积小，稳定性较差。

4. 锥形并能防滑的鞋底：鞋底质地应粗糙有纹理，可防滑（图 D）；鞋底宽度应由上至下逐渐增大（图 E），因为锥形鞋底与地面接触面积大，稳定性好。

5. 较硬的鞋底夹层：鞋底柔软，可以增强鞋子的舒适性，但却导致不稳定性增加，所以老年人的鞋子

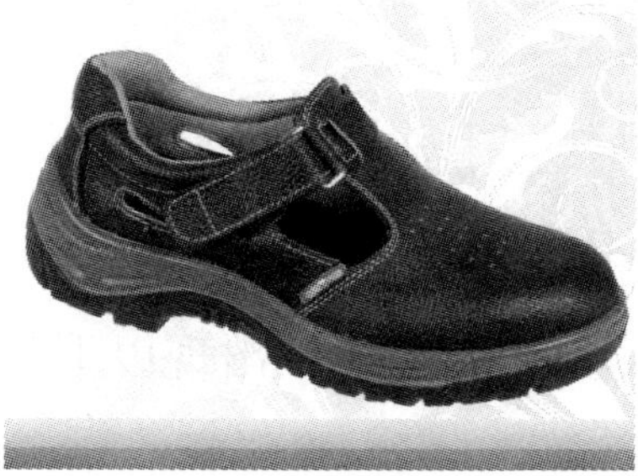

A

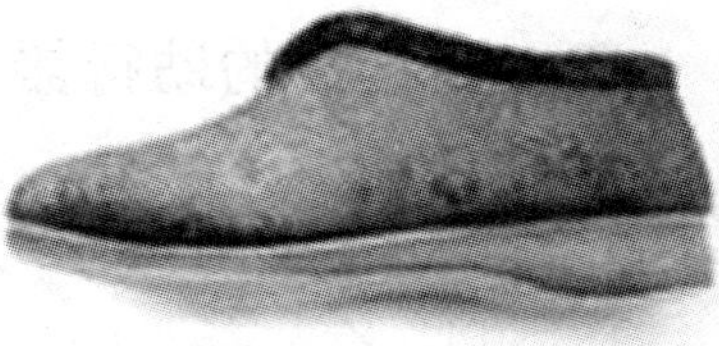

B

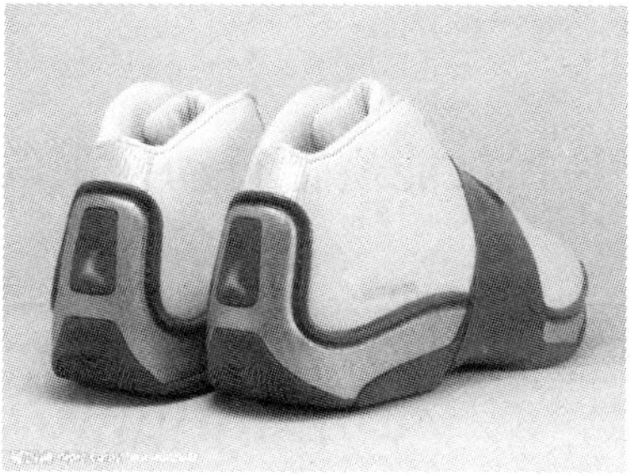

C

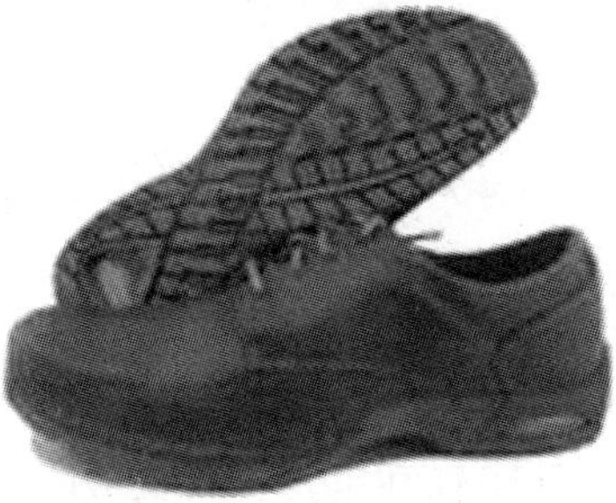

D

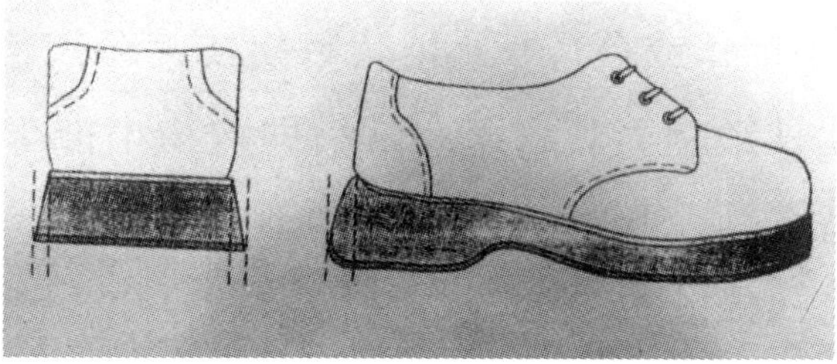

E

要有适当的鞋底夹层，即夹层的材质应较硬，但不可太厚。

四、用合适的助行器

（一）拐杖

1. 哪些老人需使用拐杖：一般来说，出现以下几种情况，可以使用拐杖：

（1）平衡能力差，需要借助支撑物才能保持身体平衡。

（2）视力不佳的老人，拄拐杖能避让行动途中的障碍及危险。

（3）经过检查，患有严重骨质疏松症的老年人，使用拐杖能防摔倒受伤。

（4）患有关节炎和中风的老人也要使用拐杖。

2. 小推车或自行车不能代替拐杖：部分老年女性顾虑拄拐杖影响美观，因此常借助购物小推车或自行车来保持平衡，其实这种做法是不正确的。拄拐杖走路，在将病侧的负重通过拐杖分散到躯干、减轻关节负荷和预防关节受损的同时，还降低了摔倒的可能性。推小车或自行车限制了活动范围，不如拐杖使用灵活方便。

3．如何选择拐杖的高度：选拐杖时，建议老人穿平底鞋站立，两手自然下垂，然后测出手腕部皮肤横纹至地面的距离，这个尺寸就是拐杖的理想长度。或老人在穿着鞋的状态下，把拐杖放在距离脚尖15cm的地方，胳膊肘弯曲成150°，拐杖的把手高度与髋部的高度一致比较合适。拐杖底端一定要有橡胶，因为橡胶和地面的摩擦力大，可以保持拐杖着地时又轻又稳，不会打滑。

4．拐杖的类型：

（1）腋杖（图A）：利用腋下支撑，在身体稳定状态下，双手可以自由活动。

（2）肘杖（图B）：利用手和前臂共同支撑，不会对身体局部产生压迫。

（3）手杖：有四脚杖（图C）、手杖凳（平地使用，不适于身体较重及平衡能力差者，图D）直杖（图E）、伸缩杖（图F和G）、折叠杖等。

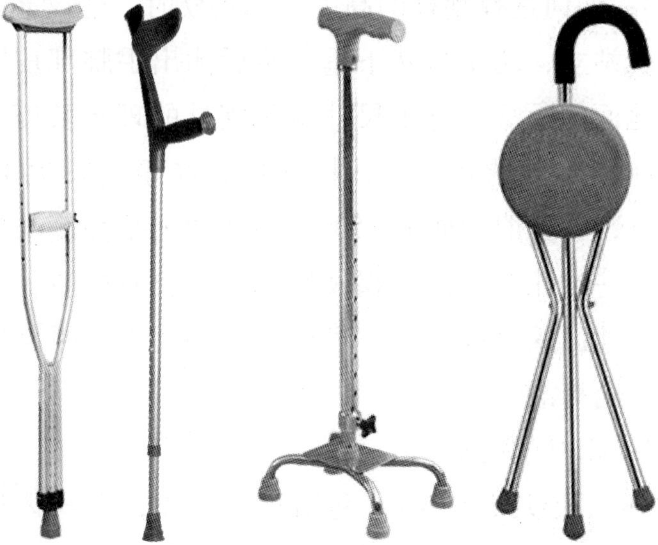

A　B　C　D

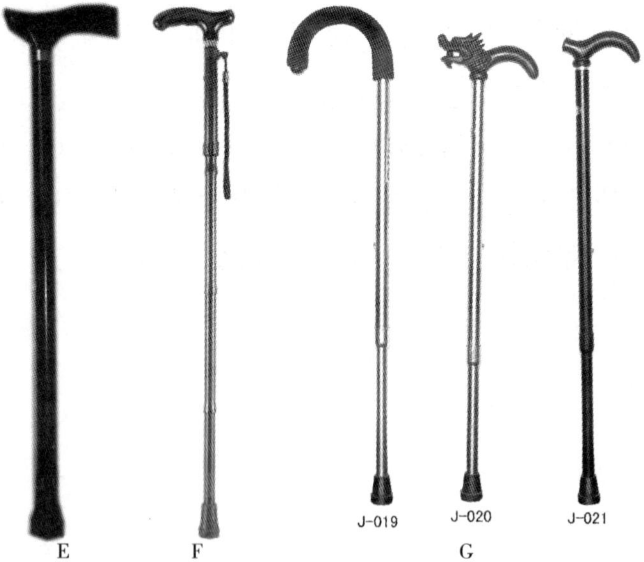

J-019　J-020　J-021

E　F　G

（二）助行架

起支撑身体、保持身体平衡、辅助行走及训练的作用。以支撑面积大、稳定为特点。分手撑式（图 A 和 B）和轮式（图 C、D 和 E）两种。

前轮式助行架（图 C）容易移动，用于上肢肌力差提起助行器有困难者。

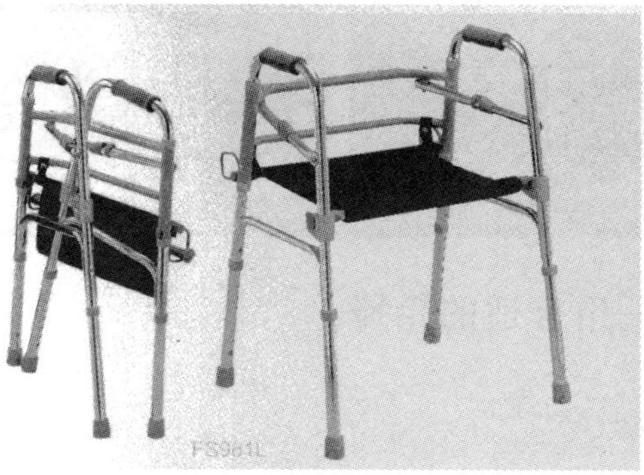

A

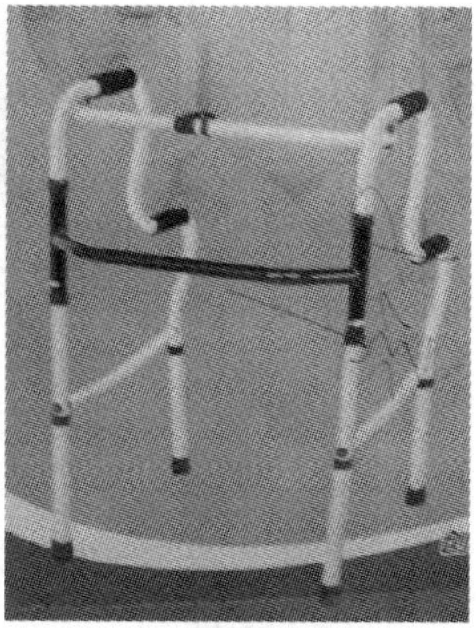

B

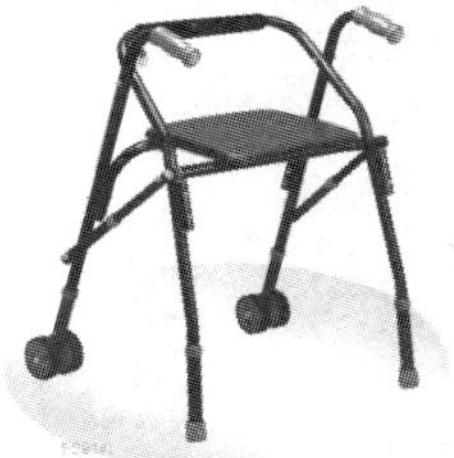

C

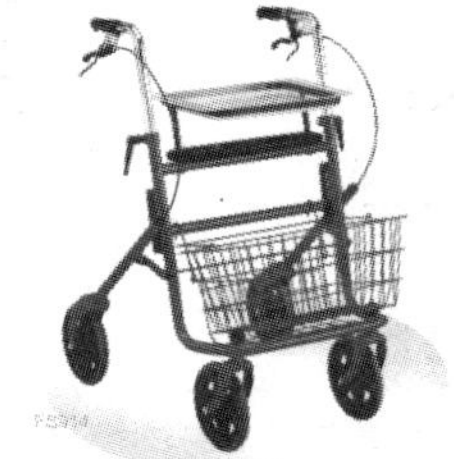

D

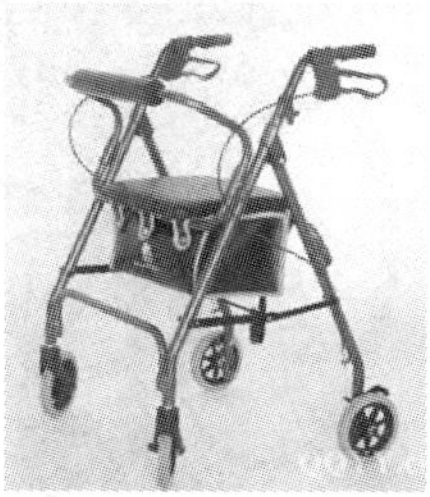

E

（三）助行台

通常以肘部支托在台上以承担部分体重和保持身体平衡，适用于双下肢无力，手、腕力弱的患者训练步行。

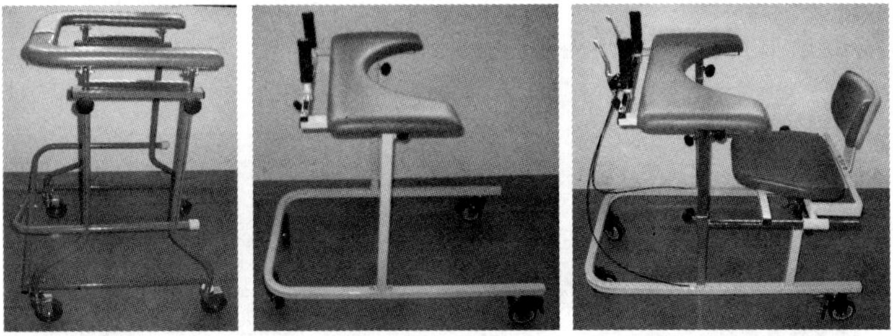

（四）轮椅——用合适的轮椅

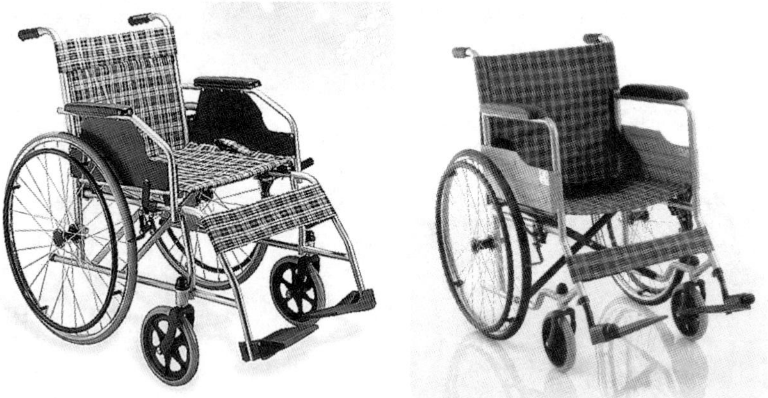

第八节　注意营养

研究发现，血液中维生素 D 浓度高者不易发生骨折，并非由于骨骼强度，而是因为不易跌倒。

正如前所述，老年人应合理膳食，确保摄取足够的钙质及维生素。

几点在饮食中需注意的方面：

1. 高钙低脂的鲜奶、鱼类及深绿色的蔬菜都是好的选择。含钙高的食品有：牛奶、乳制品、大豆、豆制品、芝麻酱、海带、虾米等。

2. 富含维生素 D 的食品有：禽，蛋，肝，鱼肝油，鲑鱼、金枪鱼、鳗鱼、沙丁鱼等鱼类，木耳、香菇等菌类。

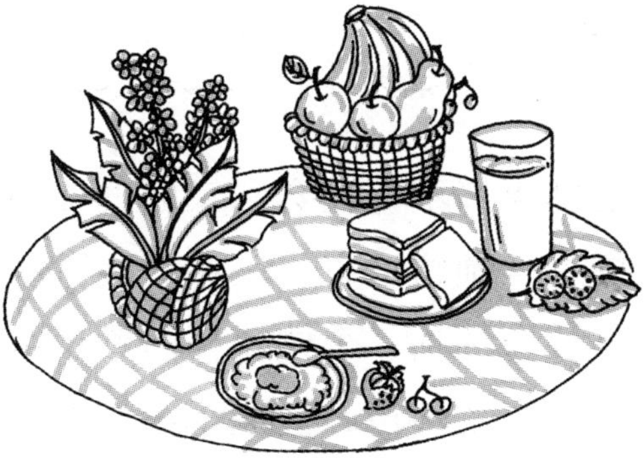

3．减少食物中的钙质流失：牛奶加热时要不断搅拌；蔬菜烹调时可加少量水；切菜要大块；冷冻食品最好不要不解冻烹调；尽量食用新鲜蔬菜。

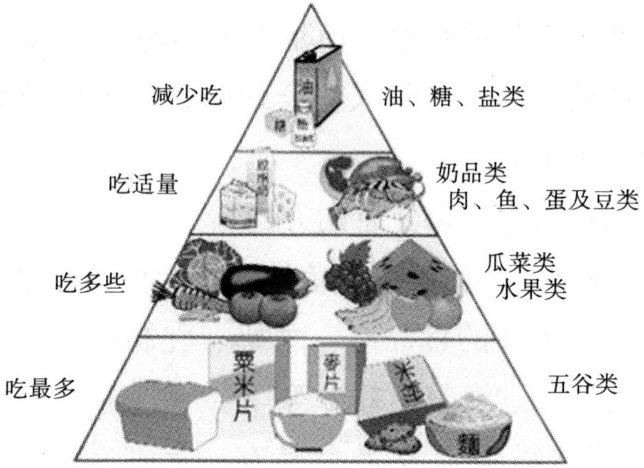

健康饮食金字塔

第九节　社会支持

老年人的健康离不开社会和家庭的支持。有研究表明各种措施综合预防可以在某些方面减少跌倒的发生，包括老年综合评估、个体化预防跌倒的指导、组织与跌倒有关的主题演讲、开展小组社会心理关怀活动及家庭锻炼等。充分利用各种社会资源，加强多部门合作，开展综合干预。

一、健康教育

加强健康教育是一个公认的干预措施。澳大利亚一个对社区居民进行预防跌倒的健康教育项目，覆盖人群 4 万 ~6 万人，最终使跌倒的发生率减少了 22%。健康教育的内容包括三方面：

1. 教育老年人提高自我认知能力、自我监控能力及自我护理能力，不做自己力所不能及的动作。主动采取有利于健康、安全的生活行为方式，如注意走路速度、拐杖的适当使用、夜间起床不要

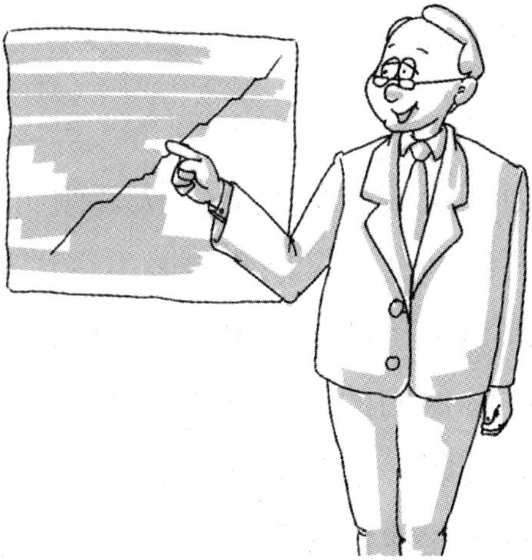

太急等。平稳做事更能增强自信，从而减少跌倒的危险。

2．对高危患者的家属或护理人员提供教育与训练，包括日常生活中常见体位改变时需要注意的问题及老年人常见相关疾病的治疗与预防等。

3．对社区医疗服务人员进行健康教育，增加保健人员的知识并提高他们对跌倒的干预意识。

二、环境支持

提供适合老年人居住、出行的良好环境、无障碍通道、及时可得的休憩设施和进行体育锻炼的场所与器械等。

三、心理支持

跌倒后的老年人常常会有沮丧、焦虑心理，与他们很好地沟通和交流尤为重要。认真倾听老年人的主诉是很有必要的，这不仅仅会给医生提供重要的线索，虽然不一定都是正确的，尤其是在记忆力减退的情况下，但可以了解他们的心理状况，以便进行相应的指导。国外研究表明，了解老年人自身对于跌倒的感受很重要，这对于让他们接受医生的建议和指导很有意义。尤其是要告知患者这些预防跌倒的措施为什么很重要，从而提高老年人的依从性。

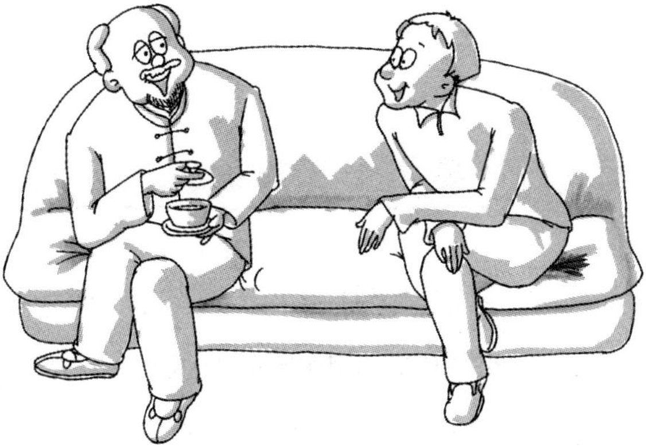

第七章 如何减轻跌倒时的损伤

第一节 要学会正确的跌倒方式

虽然跌倒在一定范围内可以预防，通过多学科手段，最大可以降低30% ~40%的风险，但毕竟不是完全可以避免的。因此，应让老年人懂得，当跌倒不可避免发生时，如何最大程度地减轻损伤。

跌是过程，倒是结果。要减轻跌倒损伤，关键在于如何“倒”。纵观跌倒损伤的部位或肢体，都是在倒地时受撞击的部位或者试图支撑的肢体。因此，在跌倒时想要减轻损伤，需要避开关节、头部等重要部位，并且尽量减少支撑的企图。跌倒发生时立即放松全身肌肉，主动屈曲四肢关节，弓腰低头，双手护在头部，双肘屈于胸前，团身、顺势倒下，最重要的是尽量做到以一侧身体着地（左侧或右侧），前倾或后仰时一定要旋转身体达到这一目标。放松肌肉、屈曲关节及弓腰、团身等可以主动降低重心，减轻倒地时的冲击，并可防止肌肉、肌腱的拉伤以及因巨力牵拉导致的骨折；屈肘、护头则可以减少上肢骨折及头部受撞击的可能；侧身着地可以避免头部撞击，减少因前倾或后仰时反射性手臂支撑导致上肢骨折可能，以及膝关节、髋关节受伤的可能；并且在台阶上侧身跌倒可以避免滚落的概率。

这一串的动作看似简单，但具体实施起来有一定的难度，尤其是老年人。跌倒的过程非常短暂，大多数时间在不足一秒内发生；而老年人相对来说反应较慢，难度更是加大。要求老年人完全做到基本上是不可能的，最重要的是，在跌倒不可避免发生的时候，至少在潜意识里面要想到这些动作，哪怕仅完成其中一项，如侧倒，或如护头，相信可以大大减轻跌倒的伤害及严重程度。

如果有条件，老年人应该练习如何“跌倒”；至少在遇到高风险的环境如湿滑、不平的路面、视线较差的环境等的时候，潜意识里要做好跌倒的“准备”。

第二节 学会坚持与放弃

这里说的是跌倒发生时需不需要靠肢体去支撑，以及抓、扶身旁物件。在已知的跌倒损伤中，肱骨外科颈、桡骨远端骨折，以及关节扭伤、脱位最为常见，根据跌倒时的情况，都是在跌倒时手臂着地支撑及抓、扶动作导致。放弃这些下意识的企图，或许可以避免这些损伤；但问题是，会不会导致更严重的损伤？这有点类似于用小的伤害换取避免更大的伤害，以肢体小的损伤为代价，避免如髋关节骨折、颅脑损伤等。所以，在没有充分的准备时，这些下意识的行为可能一定程度上能避免严重伤害的发生。

前提是没有更好的办法之前，如果采用“正确的跌倒方式”（如前所述），这些行为是应该放弃的。事实上，老年人由于肌力减退、骨质疏松等，支撑及抓、扶行为是徒劳的，根本避免不了跌倒的发生及后果，反而造成不必要的损伤。

第三节　跌倒后的处理

一、老年人在家跌倒后的自救措施

（一）自救流程图

跌倒了（清醒）

↓

沉着冷静，仔细考虑自己的处境

↓

做出是否尝试站起来的决定

↙ ↘

左侧：

我尝试站起来

↓

抓握牢固的东西帮助站起

↓

休息片刻恢复体力

↓

告诉别人您跌倒了
如有需要，去看医生

右侧：

我站不起来

↓

尝试滑动或爬行来向别人求助

↓

有人处 电话 个人报警器 高声大叫

↓

让自己感到舒适和温暖
静静地躺着，等待援助

（二）跌倒后如何起身

老年人跌倒后如能很轻松自在地站起来，就不必拘泥于什么样的形式，站起来即可。如果难以起身，应尝试用下面的方式站起来。

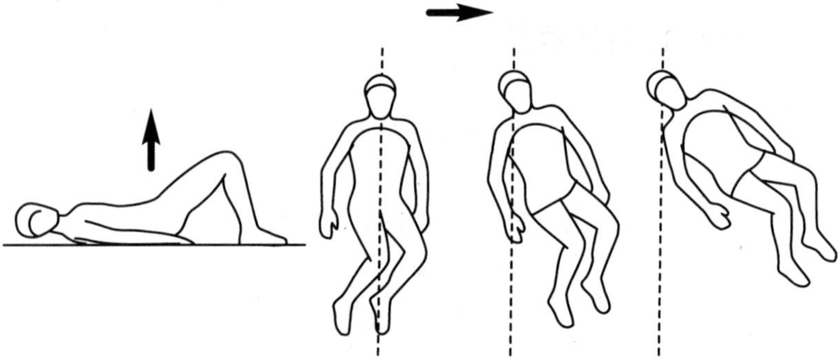

1. 如果是背部着地，那么就弯曲双腿，挪动臀部到放有毯子或垫子的椅子或床铺旁，然后使自己较舒适地平卧，盖好毯子保持体温，如有可能就向别人寻求帮助。

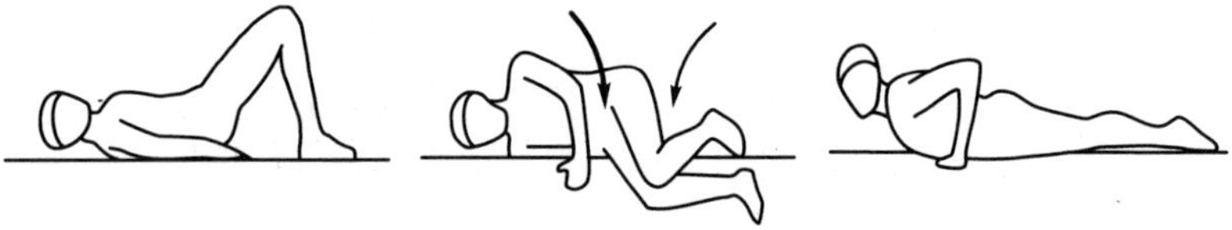

2. 休息一会，体力恢复后尽力使自己向椅子或床铺的方向翻转身体，使自己变成俯卧位。

3. 仰头，双手支撑地面，抬起臀部，弯曲膝关节；然后尽力使自己面向椅子或床铺跪立，双手扶住椅面或床面。

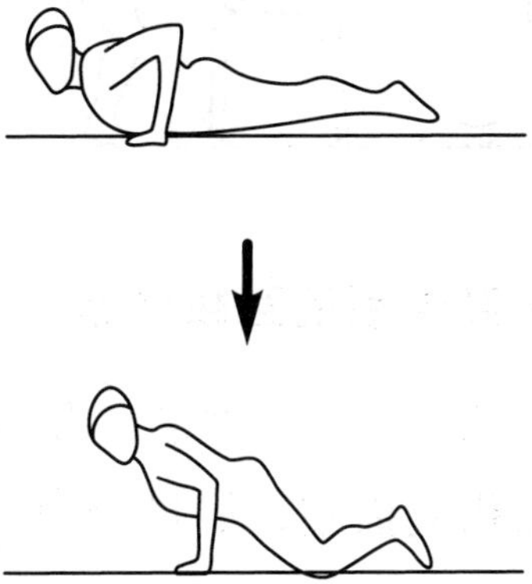

4. 以椅子或床为支撑，尽力站起来。

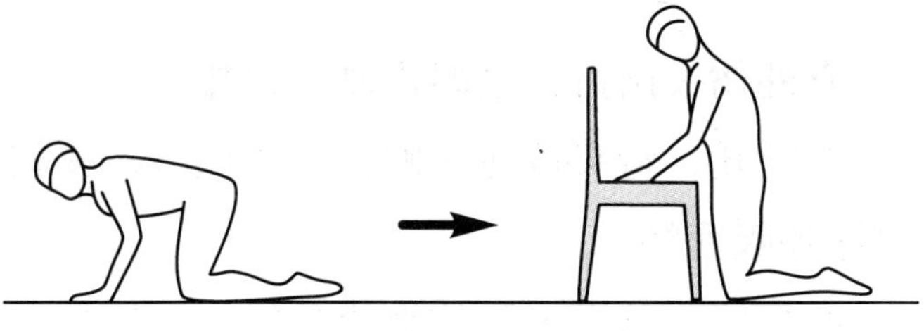

5. 休息片刻使体力部分恢复后，拨打电话或手机寻求帮助，报告您跌倒的时间、地点与大致情况。

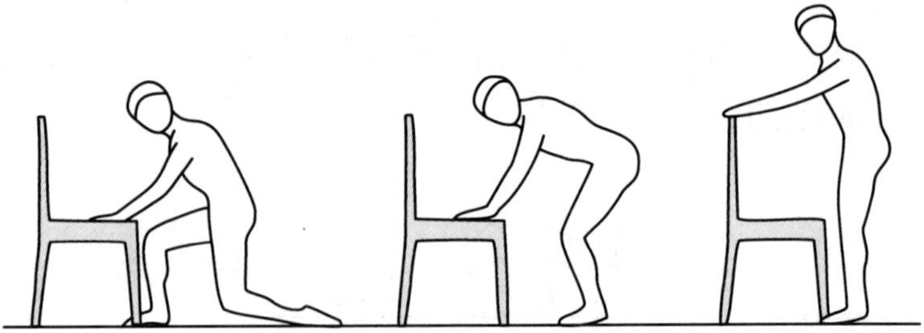

二、老年人跌倒后的互救措施

发现老年人跌倒时，不要急于扶起老人，而应根据具体情况采取相应措施，尽量避免跌倒后的继发损伤，具体如下：

（一）如意识不清，立即拨打急救电话并做以下工作

1. 有外伤、出血，立即止血、包扎。

2. 有呕吐，将头偏向一侧，并清理口、鼻腔呕吐物，保证呼吸通畅。

3. 有抽搐，移至平整软地或身体下垫软物，防止碰、擦伤，必要时牙间垫较硬物，防止舌咬伤，不要硬掰抽搐肢体，防止肌肉、骨骼损伤。

4. 如呼吸、心跳停止，立即进行胸外心脏按压、口对口人工呼吸等急救措施。

5. 如需搬动，保证平稳，尽量平卧。

（二）如意识清楚，应从以下几方面着手进行：

1. 询问老人跌倒情况及对跌倒过程是否有记忆，如不能记起跌倒过程，可能为晕厥或脑血管意外，应立即护送老人到医院诊治或拨打急救电话。

2. 询问是否有剧烈头痛观察是否有口角歪斜、言语不利、手脚无力等提示脑卒中的情况，如有，不应立即扶起老人，否则可能会加重脑出血或脑缺血而使病情加重，应立即拨打急救电话。

3. 有外伤、出血，立即止血、包扎，具体方法如下：

（1）扭伤或肌肉拉伤时，尽量减少伤处的活动，可用冷敷减轻痛苦，在承托受伤部位的同时可用绷带扎紧。表皮外伤，用双氧水清创，红药水消毒止血。

（2）止血及消炎：根据出血的部位和破裂血管的类型，采取不同的止血方法。①毛细血管出血：血一般是从皮肤内渗出的，只需贴上创可贴便可消炎止血；②静脉出血：血一般是从皮肤内流出的，必须用消毒纱布包扎止血，口服消炎药消炎止痛；③动脉出血：血是喷出来的，必须先行加压包扎，再送到医院处理。

4. 若考虑骨折、颈椎、腰椎或颅脑损伤，如无相关专业知识，不要随便搬动，以免加重病情，立即拨打急救电话，具体方法如下：

(1) 查看有无肢体疼痛、肿胀、畸形、功能障碍、关节异常或肢体位置异常等表现，如骨折端刺破大血管还会有大出血。骨折或疑为骨折时，要避免移动伤者或伤肢，对伤肢加以固定与承托（有出血者要先止血后固定），使伤员在运动中不因搬运、颠簸而使断骨刺伤血管、神经，避免额外损伤，加重病情。

骨折后应急处理措施：

髋部骨折：不宜过度搬动患者，重要的是保持髋部的稳定，减少大腿的活动。

脊柱骨折：千万不能扭动患者身体，否则极易损伤脊髓造成截瘫，应就地躺平。搬动中，由 3 ~4 人站在患者的两侧，双手分别放在其肩、背、腰、臀、大腿、小腿等部位，一起用力，水平位抬上硬板，一侧肩膀和髋部保持在同一平面上。

腕部骨折：可用硬纸板（杂志）或毛巾悬吊以保持前臂及手掌的相对稳定，并尽量垫高手掌避免下垂造成局部肿胀影响复位。

(2) 跌倒时如头部着地可造成颈椎脱位、骨折，多伴有脊髓损伤、四肢瘫痪。现场急救时，应让伤者就地平躺或将伤员放置在硬质木版上，颈椎两侧放置沙袋，使颈椎处于稳定状态，保持颈椎与胸椎轴线一致，切勿过伸、过屈或旋转。

（3）查询有无腰、背部疼痛，双腿活动或感觉异常及大小便失禁等提示腰椎损害情形，切勿随便搬动，应等待急救。

（4）颅脑损伤者，轻者为脑震荡，一般无颅骨骨折，有轻度头痛头晕，若昏迷也不超过30分钟。重者颅骨骨折可致脑出血、昏迷不醒。对颅脑创伤者应争分夺秒通知急救中心前来及时抢救。要保持安静卧位，不做不必要的搬动和检查，保持呼吸道通畅。

5. 如老人试图自行站起，可协助老人缓慢起立，坐、卧休息并观察，确认无碍后方可离开。

6. 发生跌倒后均应在家庭成员或家庭保健员的陪同下到医院诊治，查找跌倒发生的原因，综合评估跌倒风险，并制定相应的防跌倒措施。

三、跌倒损伤治疗后的功能锻炼

跌倒损伤治疗后应在康复医师和康复治疗师的指导下，尽早进行康复训练，逐步恢复肢体功能，以下方法可供参考：

1. 伤后1~2周内，要进行患肢肌肉的舒缩活动，可促进患肢血液循环，有利消肿，防止肌萎缩，避免关节僵硬。

2. 患肢肿胀消退、局部疼痛逐渐消失后，应逐步活动其上、下关节，活动速度应由慢到快，活动范围应由小到大。

3. 后期主要进行患肢关节的主动功能训练，使各关节逐步恢复正常的功能状态。

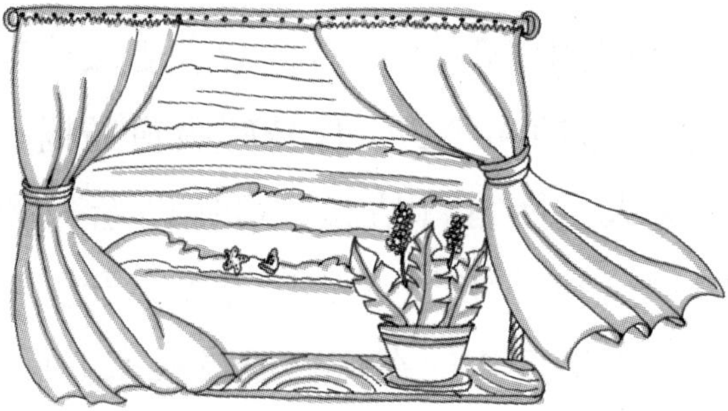

第八章 老年跌倒的健康管理方案

第一节　管理方案

一、个人管理方案

（一）跌倒风险评估

采用跌倒风险评估工具（附件 1）或基本日常生活能力评定量表（附件 2）进行评估，如评定结果为具有跌倒风险或功能障碍者，说明就有一定的跌倒风险。

（二）个人管理措施

具有跌倒风险的老年人建议到医院就诊，接受专业评估及指导；此外，自己本身应该首先自我评估，根据评估结果管理自己的生活，可按附件 3 进行防跌倒干预，并做到以下几点：

1. 增强防跌倒意识，加强防跌倒学习。

2. 加强身体锻炼，运动要适度，既不能过劳，又不能过少（如太极拳、剑等）。

3. 熟悉生活环境：道路、厕所、路灯等，紧急时知道从何处可以获得帮助。

4. 了解自己所服用药物，有些药物由于可能导致平衡障碍，需要睡前服用，部分降压药可能导致直立性低血压，服用后不能立即活动，降糖药可能导致低血糖等。

5. 选择适当的助行工具，将拐杖、助行器及经常使用的物件等放在触手可及的位置。

6. 衣服要舒适，鞋子要合适，穿具有防滑功能的鞋。

7. 调整床的高度，以适合自己起坐。

8. 调整生活方式，如上下楼梯、如厕时尽可能使用扶手，起居、活动要慢，夜间少饮水，定时如厕，避免在他人看不到的地方独自活动。

9. 有视、听及其他感知障碍的老年人应佩戴视力补偿用具、助听器及其他补偿设施。

10. 加强膳食营养，如高钙和富含维生素 D 的食品。

二、家庭管理方案

（一）家庭环境评估

可用居家危险因素评估工具 HFHA（home fall hazards assessments）来评估，原则上由 OT 师完成，如有合适工具，可由家庭成员或家庭保健员在 OT 师指导下完成。

1. 对室内灯光的评估与建议：见下表。

序号	评估内容	评估结果	建议
1	居室灯光是否合适	□是□否	灯光不宜过亮或过暗
2	楼道与台阶的灯光是否明亮	□是□否	在通道和楼梯处使用60 瓦的灯泡。通道上宜装有光电效应的电灯
3	电灯开关是否容易打开	□是□否	应轻松开关电灯
4	在床上是否容易开灯	□是□否	在床上应很容易开灯
5	存放物品的地方是否明亮	□是□否	在黑暗处应安装灯泡。从亮处到暗处应稍候片刻

2. 对地面（板）的评估与建议：见下表。

序号	评估内容	评估结果	建议
1	地面是否平整	□是□否	地面不宜高低不平，如有应以斜坡代替。室内不应有门槛
2	地毯（垫）是否平放，有没有皱褶和边缘卷曲	□是□否	确保地毯（垫）保持良好状态，去除破旧或卷曲的地毯
3	地板的光滑度和软硬度是否合适	□是□否	地面（板）不宜光滑，可以刷防滑的油漆，可铺地毯
4	地板垫子是否无滑动	□是□否	除去所有松动的地垫，或者将他们牢牢固定在地上，并且贴上防滑地衬垫
5	一有溢出的液体是否立即擦干净	□是□否	一有溢出的液体立即将其擦干净
6	地面上是否放置杂乱的东西	□是□否	地面上应整洁，尽可能不放或少放东西，应清除走廊障碍物
7	通道上是否没有任何电线	□是□否	通道上不应有任何电线

3．对卫生间的评估与建议：见下表。

序号	评估内容	评估结果	建议
1	在浴缸或浴室内是否使用防滑垫	□是□否	在湿的地面易滑倒，浴室内应使用防滑垫，在浴缸内也应使用防滑材料
2	洗刷用品是否放在容易拿到的地方	□是□否	洗刷用品应放在容易拿到的地方，以免弯腰或伸得太远
3	在马桶周围、浴缸或淋浴间是否有扶手	□是□否	应装合适的扶手
4	是否容易在马桶上坐下和站起来	□是□否	如马桶过低，或老人不易坐下和站起来，应加用马桶增高垫，并在周围装上合适的扶手
5	浴缸是否过高	□是□否	浴缸不宜过高。如过高，应加用洗澡凳或洗澡椅等

4．对厨房的评估与建议：见下表。

序号	评估内容	评估结果	建议
1	是否不用攀爬、弯腰或影响自己的平衡就可很容易取到常用的厨房用品	□是□否	整理好厨房，以便能更容易取到最常用的厨具。可配用手推托盘车。如必须上高处取物，请用宽底座和牢靠的梯子
2	厨房内灯光是否明亮	□是□否	灯光应明亮
3	是否常将溢出的液体立刻擦干净	□是□否	应随时将溢出的液体抹干净
4	是否有良好的通风设备来减少眼睛变模糊的危险性	□是□否	留置通风口，安装厨房抽油烟机或排气扇，做饭时更应通风
5	是否有烟雾的报警装置	□是□否	应装烟雾报警装置
6	是否有家用灭火器	□是□否	应配家用灭火器

5. 对客厅的评估与建议：见下表。

序号	评估内容	评估结果	建议
1	是否可以容易从沙发椅上站起来	□是□否	宜用高度适宜又有坚固扶手的椅子
2	过道上是否放置任何电线、家具和凌乱的东西	□是□否	不可在过道上放置电话线、电线和其他杂物
3	家具是否放置在合适的位置，使您开窗或取物时不用把手伸得太远或弯腰	□是□否	家具应放置在合适的位置，地面应平整、防滑和安全
4	窗帘等物品的颜色是否与周围环境太相近	□是□否	窗帘等物品的颜色尽可能鲜艳，与周围环境应有明显区别

6．对卧室的评估与建议：见下表。

序号	评估内容	评估结果	建议
1	室内是否有安全隐患，如过高或过低的椅子、杂乱的家居物品等	□是□否	卧室的地板上不要放东西。要把卧室内松动的电话线和电线系好，通道上不得有杂乱物品。椅子高度应合适
2	室内有无夜间照明设施？是否可以在下床前开灯	□是□否	床边安一盏灯，考虑按钮灯或夜明灯。夜晚最好在床边放一把手电筒
3	室内有无紧急呼叫设施	□是□否	安装紧急呼叫器
4	是否容易上、下床	□是□否	床高度应适中，较硬的床垫可方便上下床。下床应慢，先坐起再缓慢站立
5	卧室内是否有电话	□是□否	卧室内应装部电话或接分机，放在在床上就可够着的地方
6	您的电热毯线是否已安全地系好，不会使您绊倒？按钮是否可以在床上够得着	□是□否	应将线系好，按钮应装在床上就可够得着的位置
7	床罩是否没有绳圈做的穗	□是□否	床罩上不应有穗或绳等
8	如果您使用拐杖或助行器，它们是否放在您下床前很容易够得着的地方	□是□否	将拐杖或助行器放在较合适的地方

7. 对楼梯、台阶、梯子的评估与建议：见下表。

序号	评估内容	评估结果	建议
1	是否能清楚地看见楼梯的边缘	□是□否	楼梯与台阶处需要额外的照明，并应明亮。楼梯灯尽量使用自动开关
2	楼梯与台阶的灯光是否明亮	□是□否	
3	楼梯上下是否有电灯开关	□是□否	
4	每一级楼梯的边缘是否安装防滑踏脚	□是□否	在所有阶梯上必须至少一边有扶手，每一级楼梯的边缘应装防滑踏脚
5	楼梯的扶手是否坚固	□是□否	扶手必须坚固
6	折梯和梯凳是否短而稳固，且梯脚装上防滑胶套	□是□否	尽量避免使用梯子，如需用时最好有人在旁。折梯应保持良好状态，最好用有扶手的梯子，保证安全

8. 对老人衣服和鞋子的评估与建议：见下表。

序号	评估内容	评估结果	建议
1	是否穿有防滑鞋底的鞋子	□是□否	鞋子或拖鞋上应有防滑鞋底和凸出的纹路
2	鞋子是否有宽大的鞋跟	□是□否	鞋子上应有圆形宽大的鞋跟
3	在房屋以外的地方是否穿的是上街的鞋子而不是拖鞋	□是□否	避免只穿袜子、宽松的拖鞋、皮底或其他滑溜鞋底的鞋子和高跟鞋
4	穿的衣服是否合身和没有悬垂的绳子或摺边	□是□否	衣服不宜太长，以免绊倒（尤其是睡衣）
5	是否坐着穿衣	□是□否	穿衣应坐下，而不要一条腿站立

9．对住房外面的评估与建议：见下表。

序号	评估内容	评估结果	建议
1	阶梯的边缘是否已清楚标明	□是□否	应在阶梯的前沿漆上不同的颜色确保所有外面的阶梯极易看到
2	阶梯的边缘是否有自粘的防滑条	□是□否	阶梯边缘应贴上防滑踏脚
3	阶梯是否有牢固且容易抓的扶手	□是□否	阶梯应有牢固且容易抓的扶手
4	房子周围的小路情况是否良好	□是□否	应保持小路平坦无凹凸。清除小路上的青苔与树叶，路潮湿时要特别小心
5	夜晚时小路与入口处灯光是否明亮	□是□否	小路与入口处晚上应有明亮的照明
6	车库的地板是否没有油脂和汽油	□是□否	车库的地板应没有油脂和汽油
7	房子周围的公共场所是否修缮良好	□是□否	公共场所应修缮良好

（二）家庭成员/家庭保健员的培训

培训的主要内容有：

1．老年人综合评估和跌倒风险评估的培训，包括一般状况评估和专科疾病评估、环境评估等。

2．安全措施护理评估培训，包括各种危险因素及其预防等的培训。

（1）老人的跌倒风险分级。

（2）老人跌倒的主要危险因素。

（3）老人跌倒风险的改变。

（4）老人跌倒风险的专业机构建议。

（5）老人起居及活动场所的整改。

（6）老人的服药情况及其建议和指导。

（7）老人发生跌倒后的处理流程是否知晓。

3．心理行为护理培训，包括跌倒恐惧心理（fear of further fall，FOF）、疾病压力的培训。

（三）家庭管理措施

跌倒预防，照料教育，纳入整体管理体系。

1．家庭成员/家庭保健员管理方案

（1）对家里的老人进行跌倒风险初步评估。

（2）有跌倒风险的老人需要到专门机构（社区卫生服务中心、医院及其他可提供类似服务的机构）进行多学科综合评估，整合防治方案；可按附件 3 进行防跌倒干预。

（3）家庭成员、家庭保健员接受跌倒防治培训，获得相关知识。

（4）召开家庭成员、家庭保健员会议，结合专业意见及指导，制定适宜的个体化防治与照料计划。

（5）实施防治与照料计划。

（6）定期与专门机构联系，取得建议及指导。

（7）根据专业意见，定期对老人跌倒风险进行复评，及时调整防治与照料计划。

（8）当跌倒不可避免时，及时处置，减轻跌倒伤害及后续损害。

2．家庭成员、家庭保健员防跌倒护理重点

（1）居室环境：合理安排室内家具高度和位置，移走可能影响老人活动的障碍物，保持地面平整、干燥，过道应安装扶手，室内光线应充足。

（2）个人生活：为老人挑选适宜的衣物和合适的防滑鞋具。

（3）起居活动：如厕时应有人看管。

（4）一般预防：帮助选择必要的辅助工具。

（5）心理干预：帮助消除跌倒恐惧症等。

三、社区管理方案

（一）社区中有跌倒风险人群基本信息

1. 如有跌倒风险人群的分类、数量和比例。

2. 抽样调查，建档，纳入管理。

（二）社区管理措施

1. 人群管理

（1）对社区 65 岁以上的老年人进行跌倒风险评估，掌握跌倒风险人群基本信息。

（2）定期在社区进行有针对性的防跌倒健康教育，如年龄与跌倒、环境与跌倒、视觉障碍与跌倒、疾病与跌倒、药物与跌倒、跌倒预警信号等，提高公众的预防意识。

（3）关注社区公共环境安全，督促社区政府及时消除可能导致老人跌倒的环境设施等隐患。

2. 对有跌倒风险老人的管理

（1）对有跌倒风险和曾经发生过跌倒的老人，在健康档案中应有明显标记，予以重点关注，按照评估风险级别定期进行相应的追踪管理。

（2）对老人家属及看护人员进行“安全护理”培训，使他们掌握相关的照护知识与技能。

（3）对曾经发生过跌倒的老人，与其家属或看护人员共同分析可能导致跌倒的原因，必要时应进行家访，提出预防措施及建议。

（4）为有高跌倒风险老年人建立家庭病床，提供医疗照护服务，协助建立安全的居住环境（如去除不光滑地面、提高夜间照明度、铺松软的地毯、添加扶手围栏等）。

（5）对原因不明发生跌倒的老人，应建议在家属陪护下尽快到上级综合医院诊治，寻找诱发跌倒的可治疗原因，积极进行病因治疗，并进行追踪管理。

（6）建议有跌倒风险的老人穿防滑平跟鞋具，使用质量可靠的助行器或拐杖，以保证行走安全。

（7）建议骨质疏松老人补充维生素 D，以改善老年人肌力，降低跌倒风险。

（三）社区与老年医院、综合医院和专科医院间的联系

1. 明确制定出入院及转诊标准。

2. 指导与协作：社区卫生服务中心（或站）接受上级医院跌倒处理指导并反馈信息，上级医院对社区卫生服务中心（或站）进行业务及技术指导并及时追踪。

3．社区卫生中心（或站）对难以诊治的跌倒患者应及时转诊到老年医院、综合医院或专科医院。

4．经老年医院、综合医院或专科医院诊治出院的跌倒病人可再转回到社区进行后续康复或管理。

（四）社区与家庭、养老机构间的联系

1．家庭照料与机构照料。

2．专门照料机构入住标准：具有跌倒风险而无人照料的老年人原则上应入住养老机构集中照料。

3．政策支持：政府部门应通过多渠道建立各种类型养老机构并给予支持，同时制订入住标准。

4．老年跌倒患者也可在社区卫生中心（或站）与养老服务机构间相互转诊。

四、医院管理方案

包括出、入院标准的制定，跌倒风险分级、是否跌倒，是否受伤，是否反复跌倒和有无改善手段等。

（一）入院与出院标准

1．入院标准

（1）新发生跌倒的跌倒病例。

（2）反复发生跌倒的跌倒病例。

（3）有跌倒危险因素，跌倒风险中度－高度，既往未在医院进行专门评测，未接受专业建议及指导的老年人。

2．出院标准

（1）因跌倒入院的老年人，跌倒原因明确，跌倒所致伤害得到有效治疗并缓解，病情稳定，已给予专业建议及指导，完成对家庭成员、家庭保健员的培训，或有合适养老机构接收。

（2）因具有中、高度跌倒风险入院的老年人，跌倒原因已明确，已给予专业建议及指导，完成对家庭成员、家庭保健员培训，或有合适养老机构接收。

（3）符合社区卫生服务中心（或站）及养老机构转诊条件者。

（二）老年综合评估

1．临床评估：推荐使用《跌倒风险的评估工具》（附件1）进行跌倒风险的等级评定。①由专门受训人员完成；②入院后24～48小时内完成跌倒风险评估，如果需要，在入院14～21天内进行全面评估；③再评估的频率：发生跌倒时；④跌倒预测因素明显增加或改变时；⑤专门看护机构每季度进行一次；⑥一般养老机构每半年一次。

（1）病史：跌倒常常是多因素的，并且由于老年人反应慢，容易发生意外致跌倒。然而，反复发生的跌倒通常有病理性因素；新发生跌倒常常因急性情况如感染引起。询问病史需要注意以下几个突出的问题：

1）跌倒发生在什么地方以及发生跌倒时在干什么？这可能提供跌倒的线索如排尿晕厥、直立性低血压（起床）、颈动脉窦超过敏（转颈或衣领过紧）等。

2）患者跌倒前有无眩晕或晕厥？这问题可能指引到心血管的原因（包括直立性低血压）、急性神经病学的事件，如脑卒中或癫痫发作。

3）患者是否服用可能导致跌倒发生的药物？引起瞌睡、步态不稳或直立性低血压的药物都可置患者处于跌倒的危险中，服用 4 种或更多药物是跌倒的另一危险因素。

4）是否饮酒？酒精急性中毒、慢性滥用引起小脑退化和戒断都可能引起跌倒。

5）跌倒后有什么反应？感到短时间迷糊或神志不清提示曾有意识丧失。跌倒后有延续的意识紊乱（新的发作），有慢性意识紊乱的加重，出现神经病学的症状或体征应考虑硬脑膜下出血的可能性。平卧后很快恢复的提示血管迷走性晕厥、颈动脉窦超敏、或直立性低血压。

6）患者在跌倒前的健康状况怎样。

（2）查体

1）起立－行走试验（附件4）、步态和下肢共济试验、跌倒恐惧症。

2）直立性低血压。

3）视力检查。

4）认知功能检查。

5）足和鞋的检查。

（3）检查

1）X线检查。

2）神经影像学检查。

3）尿素及电解质检查。

4）血常规及C反应蛋白检查。

5）中段尿检查。

6）心电图或非卧床心电图监护仪（Hotter）。

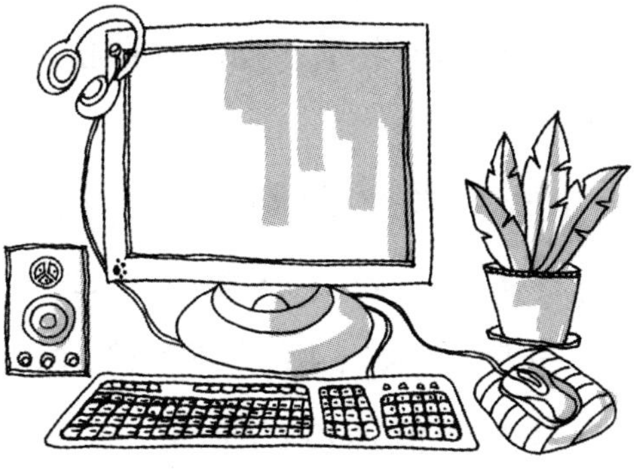

7）超声心动图检查。

（4）处理

1）根据跌倒的原因和后果作不同处理。

2）积极处理跌倒伤害如软组织损伤、骨折和拉伤及脱水、压迫性压疮、体温过低及横纹肌裂解等并发症。

3）关注潜在的危险因素。例如，药物、视觉障碍、环境的因素等。

4）促使跌倒的因素也要处理。泌尿系或其他的感染、生化异常如低钠血症，在没有找到解释步态不稳或跌倒的明显原因时更要高度怀疑。

（5）其他重要问题包括

1）患者在家居住是否安全和良好？

2）是否需要 OT 师进行家访？（如果怀疑有家庭环境的危险时，家访是重要的）。

3）患者是否自己生活？如果独居，报警装置可能是有价值的。

4）如果患者不能承受体重并在初次 X 线检查无明显的骨折时，考虑再行 X 线检查或骨扫描。如果有骨折的可能，早期手术（48 小时内）可取得更好效果。如果骨折是由于低速度的损伤，应考虑治疗骨质疏松。

5）许多老年人有维生素D缺乏，特别是敬老院的老人，应考虑补充维生素D；对出院后能服从治疗的患者，应考虑用髋保护器。

6）对骨盆骨折需要长期卧床患者，可能需要镇痛药和用低分子量的肝素预防血栓形成（以减少深部静脉血栓形成和肺栓塞）。当疼痛能耐受时要鼓励早期活动。

7）在髋、脊椎、骨盆、肱骨或其他骨折经一段时间固定后，最好需要康复治疗。

8）也需要关注患者自信心的丧失（FOF）。

2. 康复评估：由PT或OT完成。

（1）评估表（附件1）。

（2）移动能力评价（起立－行走试验，附件3）。

（3）前庭平衡功能评价（平衡评测及步态评测，附件4）。

（4）24～48小时内完成。

（5）频率：根据具体情况而定。

3. 尿、便自控训练

（1）如厕时间表。

（2）如果需要，进行膀胱功能训练。

4. 精神状态评估

（1）记忆。

（2）判断（尤其对于涉及安全警告标志时）。

（3）简易精神状态检查（MMSE）。

（4）汉密尔顿焦虑、抑郁量表。

5. 临床用药评估

（1）由临床药剂师或医师完成。

（2）必要时复习药物副作用。

（3）评价骨质疏松风险，必要时进行治疗。

（4）评价维生素 D 及钙的需求性。

6. 环境评估

（1）房屋结构。

（2）家具及辅助设施。

（3）楼梯、电梯。

（4）其他。

7. 风险评估的分析或评价标准：根据多学科评测结果或专家判断，确定跌倒风险分级（附件 5）。

（三）综合管理计划

1. 专业干预措施：建立在跌倒评估和住院诊治结果基础上的专业干预（治疗方案）。

2. 多学科团队整合干预措施：多学科团队成员必

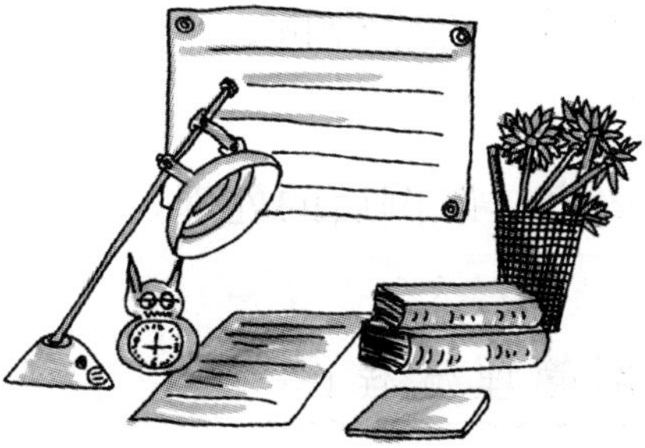

须参与。

3. 信息交流：工作人员、住院病人和家属（包括看护人员或服务提供者）间应进行最新信息的交流。

4. 评价

（1）跌倒后评价：①跌倒风险评价；②多学科整合治疗效果评价；③跌倒系统管理评价（医院跌倒管理流程、医院与社区衔接、指导作用）。

（2）在机构内跌倒的汇报机制与追踪：汇报与追踪程序，文件，反馈。

5. 教育与警示

（1）现有的跌倒服务项目。

（2）跌倒档案。

（3）教育内容（对患者、对看护人员、对机构）。

（4）与相关管理部门的联系。

（5）提供公众教育素材。

6. 质量改进

（1）跌倒数据的收集。

（2）完成机构内跌倒数据的综合分析。

（四）跌倒现场处理

参见第七章第三节的内容“跌倒后的处理”。

第二节　跌倒管理流程图

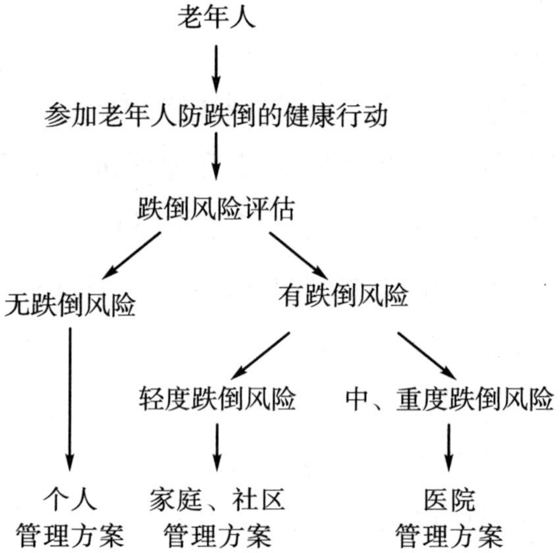

跌倒管理流程图

附件1 跌倒风险的评估工具（FRA）

运动	权重	得分	用药史	权重	得分
步态异常/假肢	3		新药	1	
行走需要辅助设施	3		心血管药物	1	
行走需要旁人帮助	3		降压药	1	
跌倒史			镇静、催眠药	1	
有跌倒史	2		戒断治疗	1	
因跌倒住院	3		糖尿病用药	1	
精神不稳定状态			抗癫痫药	1	
谵妄	3		麻醉药	1	
痴呆	3		其他	1	
兴奋/行为异常	2		睡眠状况		
神志恍惚	3		多醒	1	
			失眠	1	
自控能力			夜游症	1	
频率增加	1		相关病史		
保留导尿	1		神经科疾病	1	
失禁	1		骨质疏松症	1	
感觉障碍			骨折史	1	
视觉受损	1		低血压	1	
听觉受损	1		药物/酒精戒断	1	
感觉性失语	1		缺氧症	1	
其他情况	1		年龄80岁及以上	3	
结果评定标准： 低危：1～2分，中危：3～9分 高危：10分及以上			最终评分：		

附件2 基本ADL评估量表（BI）

项目	评分标准	得分
大便控制	0分=失禁或昏迷 5分=偶尔失禁（每周<1次） 10分=能控制	
小便控制	0分=失禁或昏迷或需由他人导尿 5分=偶尔失禁（每24小时<1次，每周>1次） 10分=控制	
个人卫生	0分=需要帮助 5分=独立洗脸、梳头、刷牙、剃须	
用厕	0分=依赖他人 5分=需部分辅助 10分=自理	
吃饭	0分=依赖他人 5分=需部分辅助（夹菜、盛饭、切面包、抹黄油） 10分=自理	
转移	0分=完全依赖别人，不能坐 5分=能坐，但需大量（2人）辅助 10分=需少量（1人）帮助或指导 15分=自理	

续 表

项目	评 分 标 准	得分
活动	0 分 = 不能步行 5 分 = 在轮椅上能独立行动 10 分 = 需 1 人辅助步行（体力或语言指导） 15 分 = 独立步行（可用辅助器） （在病房及其周围，不包括走远路）	
穿衣	0 分 = 依赖他人 5 分 = 需一半辅助 10 分 = 自理（系、解纽扣，开闭拉锁和穿鞋等）	
上下楼梯	0 分 = 不能 5 分 = 需帮助（体力或语言指导） 10 分 = 自理 （上下一段楼梯，用手杖也算独立）	
洗澡	0 分 = 依赖他人 5 分 = 自理	
总分：		
评估标准：0 ~ 20 分 = 极严重功能缺陷 25 ~ 45 分 = 严重功能缺陷 50 ~ 70 分 = 中度功能缺陷 75 ~ 95 分 = 轻度功能缺陷 100 分 = ADL 能自理		

附件3　起立－行走试验

器材：靠背桌椅、秒表。

场地：靠背椅置于平整地面，坐椅正前方3米处有粗线。

试验方法：

1. 患者坐在靠背椅上，身体紧靠椅背，双手放在扶手上。

2. 操作者发出“开始”的指令后，患者从椅上站起，站稳后尽可能快地向前走3米，经过彩色粗线后转身，迅速走回椅子前，再转身坐下，靠到椅背上。

3. 测试过程中不给予任何躯体帮助，不使用拐杖等步行辅助用具。

4. 操作者记录患者背部离开椅背到再次坐下（臀部触到椅面）所用时间，以秒为计。

5. 正式测试前允许患者练习1～2次，正式测试共3次，每次中间休息1～2min，取3次平均值作统计分析。

评估建议：①在20秒内完成测试，预示可独立活动；②在20～29秒内完成，提示有轻度的依赖性；③大于30秒，有强的依赖性。

附件4 平衡测试与步态的测试

平衡测试

开始状态：受试者坐在一把硬的无扶手的椅子上，进行下面的测试。

患者需完成的任务	对平衡的描述	可能	分数
(1) 坐平衡	在椅子上倾斜或滑动 稳定，安全	=0 =1	
(2) 起立	必须有帮助 能，用胳膊辅助 不用胳膊辅助即能起立	=0 =1 =2	
(3) 试图起立	必须有帮助 能，需要 >1 次的尝试 能起立，1 次成功	=0 =1 =2	
(4) 即刻站立平衡（开始的5秒）	不稳（摆架子、移动足、身体摇晃） 稳但使用拐杖或其他支持 稳，不需拐杖或其他支持	=0 =1 =2	

续　表

患者需完成的任务	对平衡的描述	可能	分数
（5）站立平衡	不稳 稳，但两足距离增宽（足跟间距 > 4 英寸）使用拐杖或其他支持 两足间距窄，不需要支持	=0 =1 =2	
（6）用肘推（受试者双足尽可能靠紧，测试者用手掌轻推受试者）	开始即跌倒 摇摆、抓物体和人来保持平衡 稳定	=0 =1 =2	
（7）闭眼（双足站立要求同6）	不稳 稳	=0 =1	
（8）旋转 360°	步伐不连续 步伐连续	=0 =1	
	不稳（摇摆、抓物） 稳定	=0 =1	
（9）坐下	不安全（距离判断失误，跌进椅子） 用胳膊或移动不顺畅 安全，移动顺畅	=0 =1 =2	
平衡测试得分			

步态测试

开始状态：受试者和测试者站在一起，在大厅行走或穿过房间。

患者需完成的任务	步态的描述	可能	分数
（10）起始步态（指令后立刻开始）	有些犹豫或多次尝试后开始 毫不犹豫	=0 =1	
（11）步伐的长度或高度	①右足迈出的距离没超过左足 ②右足迈出的距离超过左足	=0 =1	
	③右足不能完全离开地板 ④右足能完全离开地板	=0 =1	
	⑤左足迈出的距离没超过右足 ⑥左足迈出的距离超过右足	=0 =1	
	⑦左足不能完全离开地板 ⑧左足能完全离开地板	=0 =1	
（12）步态均匀	左右步幅不相等（估计） 左右步幅几乎相等	=0 =1	
（13）步态的连续性	迈步停顿或不连续 迈步基本是连续的	=0 =1	
（14）路径（走3m以上）	明显的偏离 中度偏离或使用步行辅助器 直线无需步行辅助器	=0 =1 =2	

续　表

患者需完成的任务	步态的描述	可能	分数
（15）躯干	明显摇晃或使用步行辅助器 不摇晃，但行走时膝盖或背部弯曲，或张开双臂 不摇晃，不弯曲、不使用胳膊，不使用步行器	=0 =1 =2	
（16）步行距离	行走时双足跟几乎相碰 双足跟分离	=0 =1	
步态测试得分			
平衡测试+步态测试总分			
记分：该工具的记分是0～2分，0代表最大的损伤，2代表患者相当的独立性，个人的分数由3部分评分组成，即平衡测试分、步态测试分、平衡和步态测试分 评价：平衡的最大分值为16分，步态的最大分值为12分，最高的总分为28分。通常，患者的分数低于19分，跌倒的危险性高；分数在19～24分之间表明有跌倒的危险性			

附件 5 跌倒分级干预表

风险	干预措施
低风险	熟悉生活环境；调整常用药物 调整床的高度，便于起坐 必要时配备紧急呼叫器，并掌握正确使用方法 将手杖等辅助设施放在触手可及之处 进行 PT 评估，看是否需要使用助行设施 穿防滑功能鞋具，不穿袜子是明智的 改善环境因素，降低跌倒风险 家属与照料者教育
中风险	教育老人及照料者，任何活动都需要旁人帮助，不能独立活动 老人所需物品须放在触手可及的地方 对老人的监护级别应该提高
高风险	夜间辅助照明设施；必需使用助行设施 对老人生活环境进行更高要求的改善 在老人活动时提供必要的帮助 照料者必须就老人跌倒危险因素进行讨论 勿让老人单独坐在没有保护措施的椅子上 勿让老人单独停留在浴室；需随时有人照看老人 必要时可给予行为的限制或束缚

参 考 文 献

[1] 于普林，覃朝阳. 老年人跌倒及预防. 北京：华龄出版社，2005.
[2] 陈锦贤. 实用老年医学. 北京：中国协和医科大学出版社，2008.
[3] 王志红，詹林. 老年护理学. 第2版. 上海：上海科学技术出版社，2011.
[4] 陈峥. 老年综合征管理指南. 北京：中国协和医科大学出版社，2010.

编 后 语

老年跌倒是一种最为常见的老年病综合征，是涉及老年人自身、家庭、社区、医院、政府以及整个社会的一个非常大的现实问题。

老年跌倒通常不是一种意外，而是老年人机体功能衰退、躯体疾病、药物不良反应、不良心态或不适环境所致的一种临床表现或是某些疾病发生前的危险信号，如老年人一旦发生跌倒，无论轻与重，一般都应到老年医疗服务机构进行综合评估，以便弄清跌倒发生的原因，并进行针对性的治疗与康复。普通老年人，无论是否发生过跌倒，都应进行跌倒风险的自我评估，自觉接受有关老年人防跌倒的健康教育，积极参与防跌倒的健康行动计划，掌握跌倒的自救或互救技术，有目的地预防老年跌倒的发生，尽可能避免因跌倒而造成的伤害或残疾，为不断提高健康期望寿命和生活质量做出积极的努力，从而实现健康老龄化的目标。各级老年医疗服务机构的医护人员，一定要提高对老年跌倒的认识，应将老年跌倒看作是一种严重的躯体疾患而不应仅仅将其作为一种意外事件对待。各级医疗卫生管理部门、国家和社会都应将老年跌倒作为一项提高老年人健康水平、促进社会和谐的重要工作来抓。

但愿《老年跌倒及预防保健》的出版，不但能使老年人充分认识到发生老年跌倒的危险因素及其危害，从而积极预防跌倒的发生；而且能极大地提高广大医护工作者对老年跌倒的认识，从而更好地为老年人服务。

愿我们大家一起行动起来，共同参与预防老年跌倒的健康行动计划，为老年人实现积极老龄化和健康老龄化的目标而努力奋斗！